药学综合技术实验教程

田徽　谭承佳　主编

东南大学出版社
SOUTHEAST UNIVERSITY PRESS
·南京·

图书在版编目(CIP)数据

药学综合技术实验教程 / 田徽,谭承佳主编. — 南京 : 东南大学出版社,2022.10
　　ISBN 978 - 7 - 5766 - 0227 - 2

Ⅰ. ①药… Ⅱ. ①田… ②谭… Ⅲ. ①药物学—实验教材 Ⅳ. ①R9-33

中国版本图书馆 CIP 核字(2022)第 162743 号

责任编辑:朱震霞　　责任校对:韩小亮　　封面设计:顾晓阳　　责任印制:周荣虎

药学综合技术实验教程

YAOXUE ZONGHE JISHU SHIYAN JIAOCHENG

主　　编:田徽　谭承佳
出版发行:东南大学出版社
社　　址:南京市四牌楼 2 号　　邮编:210096　　电话:025 - 83793330
网　　址:http://www. seupress. com
邮　　箱:press@seupress. com
经　　销:全国各地新华书店
印　　刷:江阴金马印刷有限公司
开　　本:787 mm×1092 mm　1/16
印　　张:11.25
字　　数:290 千字
版　　次:2022 年 10 月第 1 版
印　　次:2022 年 10 月第 1 次印刷
书　　号:ISBN 978 - 7 - 5766 - 0227 - 2
定　　价:45.00 元

编写人员名单

主　编

田　徽　谭承佳

副主编

曹　宇　赵　洪　姜立春

马家骅　梁晓峰　高剑坤

编　委

罗明华　梅青刚　李　婷　潘文慧　张元元

王　迁　卜　兰　郑凯迪　马　缨　何　帆

夏　清　邹艳萍　袁　文

前　言

　　《药学综合技术实验教程》注重对于学生基础能力与综合能力的培养。基础能力培养涉及内容涵盖药学相关核心课程《药物化学》《天然药物化学》《药剂学》《药物分析》《药理学》的实践知识，分类介绍各门课程实践所需的基础实验技术。综合能力的培养通过多个具体综合实验项目，将"原料合成（提取分离）—制剂工艺—质量评价—药理活性"四个模块一体化整合。

　　本教材具有基础性、综合性、创新性、实用性的特色，可以作为药学、生物制药及相关专业学生巩固药物化学、天然药物化学、药剂学、药物分析、药理学知识的辅助用书，能够加深学生对药学学科基本理论和基本知识的认识与理解，特别是通过"原料合成（提取）—制剂工艺—质量评价—药理活性"四个模块一体化实践锻炼，可提高学生动手操作能力，细致观察、发现问题的能力以及逻辑思维、创造性思维，目标在于锻炼学生解决药品研发、生产、质评环节中实际问题的能力，为其今后从事药品生产、药品检验、药品研发及临床用药指导等药学实践和科学研究打下良好基础。

　　本教材由田徽、谭承佳、曹宇、赵洪、姜立春、马家骅、梁晓峰、高剑坤、罗明华、梅青刚、李婷、潘文慧、张元元、王迁、卜兰、郑凯迪、马缨、何帆、夏清、邹艳萍、袁文等老师参与编写。在本教材的修订过程中，田杰、贾利萍、唐秀莹、邱发会、赵明海、梁鹏、周兰、庞美玲、胡晓雪、周丹、杨春琳、吴瑶、唐培渝等同学做了大量的材料补充、文字校对等工作，在此对老师和同学们的付出致以诚挚谢意。

　　本教材的编写工作得到了绵阳师范学院生命科学与技术学院阮期平教授、杜世章教授、陈希文教授的积极支持与热忱指导。同时，本教程也参考了国内的同类型教材以及实验设备的资料，在此一并表示衷心感谢！

　　本教材的编写方式也是教学改革中的尝试，由于编者的水平有限，在书中难免存在疏漏之处，敬请广大读者批评指正。

田徽　谭承佳

绵阳师范学院

2022 年 9 月

目 录

第一篇　药物化学实验

第一章　药物化学实验基本知识

一、药物化学实验室规则

为了确保药物化学实验教学能正常进行,同时培养学生养成良好的实验习惯,切实保证实验教学质量,要求学生时刻遵守药物化学实验室各种规章制度,服从老师的安排与指导。

1. 学生必须切实做好实验前的相关工作,包括认真预习本次实验的相关内容,并查找相关资料,认真写好预习报告。如没有达到预习要求,不许开展实验。

2. 学生进入实验室,首先要熟悉实验室的环境,包括灭火器、急救药箱放置的位置与使用方法,以便事故发生时及时报告老师并做相应的处置。其次,所有人员进入实验室都不得穿拖鞋和背心,实验室内严禁吸烟与吃东西。

3. 实验过程中,不许喧哗与吵闹,应严格遵照老师的指导进行实验,不能随意更改实验指导上规定的实验步骤、所用试剂类型与用量。如认为有必要修改,必须及时向老师反映并征得老师同意。实验过程中应认真观察与思考,并对实验现象与结果进行记录,中途不许离开。

4. 应注意保持实验室仪器与试剂的摆放整齐,暂不使用的器材不得摆在桌面上,以防损毁。污水、残渣、废纸等应该按规定放在特定的地方,切不可丢进水槽,废弃的酸或碱必须分别倒入特定的容器。

5. 学生应时时注意爱护仪器、节约试剂,仪器和药品使用完后应随时放归原处,注意保持仪器、实验台面、实验室地面与水槽的洁净。仪器如有损坏应及时向老师汇报并登记。实验完成以后,由实验老师登记实验情况,合成产品由老师回收并统一保管。

6. 学生离开实验室时,必须整理仪器与台面,将实验台面打扫干净,损坏的仪器由老师补发,并按规定赔偿。公用仪器、试剂与用具由值日生负责整理,值日生离开实验室之前应确定水龙头、电闸、燃气是否关闭。

二、药物化学实验室的安全知识

药物化学实验所用试剂大多有毒,或容易燃烧,或有强腐蚀性,或具有爆炸性,而常使用的仪器又多是玻璃仪器,因此,实验过程中切不可粗心大意,否则容易发生事故,轻则割伤、中毒或烧伤,重则发生火灾甚至爆炸。学生必须时刻认识到药物化学实验潜在的危险。

当然,只要大家重视安全问题,在思想上提高警惕,实验过程中严格遵守操作规范,事故完全能够避免。

1. 火灾的预防与处理

药物化学实验过程中使用容易挥发、燃烧或爆炸的试剂时一定要远离火源,切不可将易燃易挥发的液体直接放在开口的容器中加热。实验过程中生成的易燃易爆易挥发的试剂或用品残渣必须由专人负责回收和处理,不能直接将其丢弃在垃圾桶或直接倒进下水道。当易燃试剂较多时,应将其放在危险品专橱内,不能存放于学生上实验课的实验室内。当用到特定药物化学试剂时,应根据不同的化学反应所需的温度,合理选用水浴、油浴和其他热源,切忌将其在火焰上直接加热。在进行回流和蒸馏操作时,液体中应放少许沸石,防止溶液过沸而冲出。如果在加热开始后才发现没有放沸石,可以停止加热,等稍冷却后再加沸石。实验开始前必须根据溶液沸点的高低选用石棉网直接加热、油浴、水浴或电热套进行加热。加热过程中冷凝水须保持畅通,如果冷凝管没有通水或发生堵塞,将引起可燃性的废气因为冷凝不及时而逸出,易引起火灾。在药物合成反应中因为需要添加或者转移容易燃烧的有机溶剂时,必须在熄火或者远离火源后才可进行相关操作。切不可用开口容器去存放、加热或用蒸馏法去除有机溶剂。实验结束后或由于暂时有事而离开实验室时,必须关闭自来水与热源。实验室所有安全出口与消防通道须保持通畅,禁止堆放杂物。学生在进入实验室前必须熟练地掌握消防用灭火器和沙桶等灭火用具的操作方法。

一旦发生了火灾,在场人员应该保持沉着冷静,立即切断电源,关闭火源,移开所有易燃物,然后寻找就近灭火器材进行灭火。药物化学实验室的灭火,通常采用使燃烧物隔绝空气的办法,一般不用水灭火。失火初期,如果是少许溶剂在锥形瓶内着火燃烧,可采用石棉网、湿抹布或用玻璃盖盖灭;如是操作台面或地面发生小火,可用沙子或湿抹布盖灭,或将石棉网盖于失火处;如是衣服着火可小心快速脱去衣服,如火较大,可以自己直接倒在地上打滚灭火,或用自来水直接熄灭;如是有机物着火,必须根据有机物的性质采取相应的灭火办法;如是油类物质着火,可用沙石、灭火器或干燥的固体碳酸氢钠粉末扑灭;如是电器着火,应立即切断电源,再用二氧化碳或四氯化碳灭火器进行灭火,切不可用水和泡沫灭火器灭火,否则将可能发生触电事故。不论采用哪一种灭火器材,灭火器的喷出口都应该对准火焰底部,并从火的四周开始向中心进行扑灭。

2. 爆炸的预防与处理

预防爆炸事故的发生,首先要保持实验室内通风透气,时刻牢记不让易燃易爆的气体物质靠近火源,实验的过程中避免使用明火。在实验过程中,不许任意混合试剂,特别在用到乙醚或汽油这一类的溶剂时,一定要杜绝火花和电花的产生。使用乙醚时应该在通风相对较好的地方使用,或者在通风橱中使用,同时应检查附近是否有过氧化物的存在。如有过氧化物存在,应该在除去过氧化物后再使用乙醚。药物化学实验药品必须根据药品的不同性质分类保存,易氧化的药品切不可与氧化剂存放在一起,特别是容易爆炸的重金属乙炔化合物、苦味酸金属盐、三硝基甲苯等不可重压或敲击。蒸馏装置组装应正确,不能装成密闭体系,应与大气相通,特别是在进行减压蒸馏时必须使用能耐受相应压力的容器,用圆底烧瓶或抽滤瓶作为接收器。蒸馏完成后,要缓慢放气,以防止压力计爆裂。常压操作时,禁止在密闭容器内加热,同时检查装置是否畅通。一旦发生爆炸事故,现场人员要保持冷静,有针对性地对发生爆炸的药品采取相应的措施,通常是参照处理火灾的方法进行操作。

3. 化学试剂灼伤的预防与处理

学生通过预习对实验中将要用到的相关试剂的性质必须有明确认识与了解,对于强酸、强碱、强氧化剂、苯酚、钾、钠等试剂要避免皮肤直接接触，必须戴橡胶手套进行操作，实验完成后立即洗手；有挥发性的药品，不能用鼻子直接去闻，还要注意保护好眼睛；稀释浓硫酸时，应该把浓硫酸缓缓地加到水中，并不断搅拌让热量尽快散失，以防止液滴飞溅。一旦发生化学试剂灼伤，应迅速移离现场，并脱去被污染过的衣物。被酸灼伤时，立即用大量的清水冲洗稀释，再用 3%～5% 的 $NaHCO_3$ 溶液冲洗，最后水洗。如灼伤严重，应在擦干后涂拭烫伤药膏。如是被白磷灼伤，不能用水冲洗。被碱灼伤时，同样先用大量的清水冲洗稀释，再用 1%～2% 的 H_3BO_3 或 1% 的 CH_3COOH 溶液洗涤。对于某些特定试剂的灼伤，如氰化物、$BaCl_2$、HF 等，在冲洗时要进行解毒处理。如被溴灼伤后，立即用水洗，再用酒精擦至无溴液为止，轻伤涂少量鞣酸药膏，重伤则应涂烫伤药膏。如是大面积的灼伤，必须及时送医院治疗。

4. 割伤的预防与处理

药物化学实验中，经常需要自行弯制弯管或安装玻璃器皿，操作时力度应适当，最好佩戴手套，以防止割伤。如在将玻璃管插入胶塞时，应先将玻璃管润滑，再用棉布裹住，慢慢旋入，防止折断而割伤。对于一些已经破碎的玻璃容器，应及时除去，并马上清理台面，防止二次割伤。如被玻璃割伤，首先检查是否有玻璃碎屑残留在身体内，应先把玻璃碎屑取出。割伤面积较小时，可以用水冲洗伤口处，再涂少许碘酒。如割伤面积较大，应立即按住出血部位的上端，或用绷带扎住，急送医院治疗。

第二章　药物化学实验

实验1　葡萄糖酸钙的合成

【实验目的】

1. 掌握由葡萄糖、碳酸钙合成葡萄糖酸钙的原理及方法。
2. 学习氧化反应在药物合成中的应用。

【实验原理】

葡萄糖是自然界分布最广且最为重要的一种单糖,它是一种多羟基醛,相对分子质量为180,白色晶体,易溶于水,味甜,熔点146 ℃。分子中的醛基有还原性,能与银氨溶液等弱氧化剂反应生成葡萄糖酸。葡萄糖酸的制备方法一般有发酵法、电解氧化法、催化氧化法和化学试剂氧化法。工业上生产葡萄糖酸的方法主要是发酵法和催化氧化法。

本实验采用的氧化剂是双氧水,用过氧化氢作氧化剂,在无任何催化剂的作用下,把葡萄糖氧化成葡萄糖酸,不需进行葡萄糖酸的精制,然后再用碳酸钙中和生成的葡萄糖酸,结晶后就可得到葡萄糖酸钙的粗品。

葡萄糖酸钙是一种医药和精细化学品。作为药物,可促进骨骼及牙齿钙化,维持神经和肌肉正常兴奋,降低毛细血管渗透性,可用于由于血钙降低而引起的手足抽搐症及麻症、渗出性水肿、瘙痒性皮肤病等疾病的治疗;作为精细化学品,它可作为食品添加剂、水质稳定剂和水泥助剂。

其反应的过程如下:

$$\underset{\text{(葡萄糖)}}{\overset{\displaystyle CHO}{\underset{\displaystyle CH_2OH}{|\ (CHOH)_4\ |}}} \xrightarrow{H_2O_2} \underset{\text{(葡萄糖酸)}}{\overset{\displaystyle COOH}{\underset{\displaystyle CH_2OH}{|\ (CHOH)_4\ |}}} \xrightarrow{CaCO_3} \underset{\text{(葡萄糖酸钙)}}{\left[\overset{\displaystyle COO}{\underset{\displaystyle CH_2OH}{|\ (CHOH)_4\ |}}\right]_2 Ca} + \underset{\text{(水)(二氧化碳)}}{H_2O + CO_2\uparrow}$$

【实验材料】

试剂:葡萄糖、30%双氧水、碳酸钙、无水乙醇。

仪器:烧杯、滴管、量筒、磁力粒、过滤器、10 mL 的注射器、集热式磁力搅拌器、微孔滤膜。

【实验方法】

1. 葡萄糖酸溶液的制备

称取 0.1 mol(18 g)葡萄糖,置于 100 mL 锥形瓶中,加入 3 倍量的 30%双氧水(34 mL),在磁力搅拌器中沸水浴加热、搅拌得到无色透明的葡萄糖酸溶液。当氧化率达80%以上时(60 min),停止反应,把反应液冷却至 60～70 ℃待用。

2. 葡萄糖酸钙的制备

在搅拌下,分批加入约 0.05 mol(5 g)的碳酸钙至葡萄糖酸溶液中,直至无 CO_2 气体放出为止。反应完全后,趁热用注射器把反应液注入 0.22 μm 过滤器过滤,得澄清透明葡萄糖酸钙溶液。

3. 结晶得到葡萄糖酸钙的粗品

把上述葡萄糖酸钙溶液转入 100 mL 锥形瓶冷却至室温,往烧杯中添加适量的无水乙醇(约 1∶2 的比例),得到不溶于乙醇的溶液,静置 10 min 得到絮状沉淀,用已称过质量的滤纸抽滤得到白色粉末状葡萄糖酸钙粗品。把抽滤得到的葡萄糖酸钙粗品放在 50 ℃烘箱中过夜。减去滤纸重,得到合成的实际生成量。

【实验结果】

$$葡萄糖酸钙的得率 = \frac{实际生成量(g)}{理论生成量(g)} \times 100\%$$

【注意事项】

1. 反应温度不宜过高,否则可能会加速过氧化氢的分解。
2. 碳酸钙一定要分批加入,以免反应速度过快而发生暴沸。

【思考题】

1. 阐述用双氧水氧化制备葡萄糖酸的优点与缺点。
2. 阐述用双氧水氧化法制备葡萄糖酸钙的原理。
3. 目前葡萄糖酸的制备方法有哪些?双氧水氧化法属于哪一种类型,原理是什么?

实验 2 磺胺嘧啶锌与磺胺嘧啶银的合成

【实验目的】

1. 深入理解磺胺嘧啶的化学性质。
2. 了解拼合原理在药物结构修饰中的应用。

【实验原理】

磺胺嘧啶银为应用于烧伤创面的磺胺药,对绿脓杆菌有强的抑制作用,其特点是保持了磺胺嘧啶与硝酸银二者的抗菌作用。除用于治疗烧伤创面感染外,还可使创面干燥、结痂,促进愈合。但磺胺嘧啶银成本较高,且易氧化变质。相对而言,磺胺嘧啶锌化学性质更为稳定,其中锌因能破坏细菌的 DNA 结构,亦具有抑菌作用。因其成本较低且性质稳定,经常代替磺胺嘧啶银。磺胺嘧啶银、磺胺嘧啶锌的化学名分别为 2-(对氨基苯磺酰胺基)嘧啶银(SD-Ag)、2-(对氨基苯磺酰胺基)嘧啶锌(SD-Zn),化学结构式分别为:

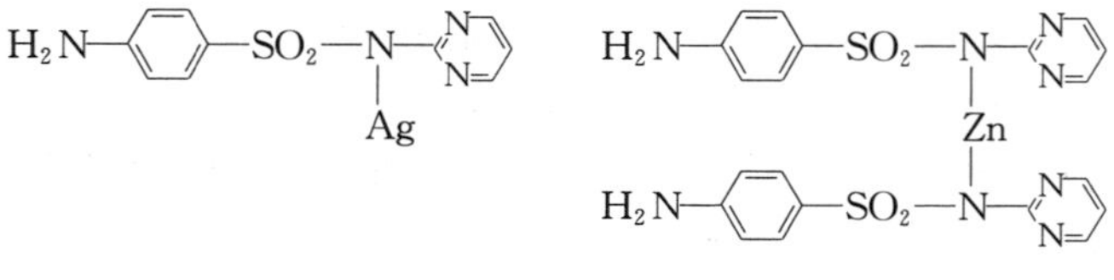

磺胺嘧啶银为白色或类白色结晶性粉末,遇光或遇热易变质。在水、乙醇、氯仿或乙醚中均不溶。磺胺嘧啶锌为白色或类白色粉末,在水、乙醇、氯仿或乙醚中均不溶。

合成路线如下:

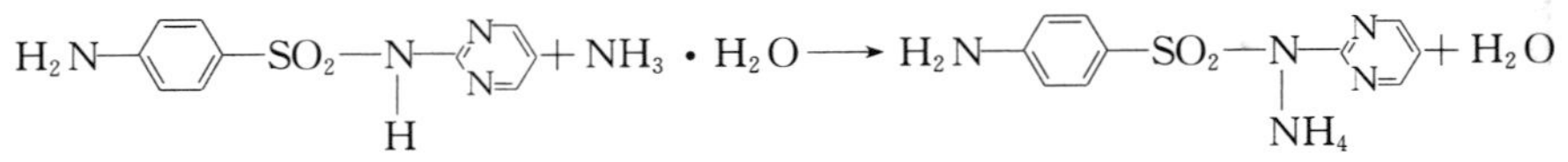

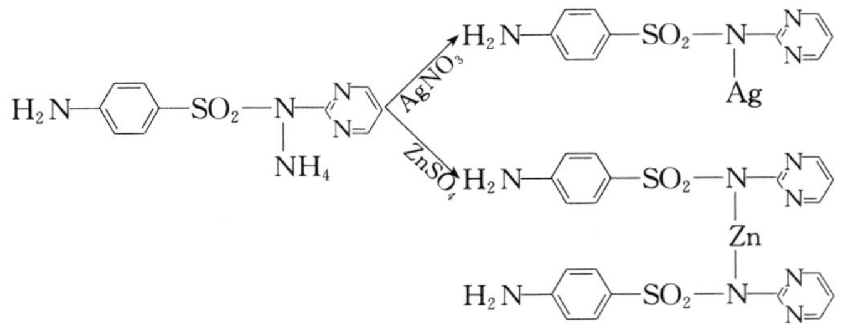

【实验材料】

试剂:磺胺嘧啶、氨水、硝酸银、氯化钠、硫酸锌、氯化钡。

主要仪器:天平、烧杯、玻璃棒、抽滤装置、红外灯/烘箱。

【实验方法】

1. 磺胺嘧啶银的制备

取磺胺嘧啶 5 g,置 50 mL 烧杯中,加入 10% 氨水 20 mL 溶解。再称取硝酸银 3.4 g 置 50 mL 烧杯中,加 10 mL 氨水溶解,搅拌下,将硝酸银-氨水溶液倾入磺胺嘧啶-氨水溶液中,片刻析出白色沉淀,抽滤,用蒸馏水洗至无银离子反应(用 0.1 mol/L 氯化钠溶液检查),得本品。干燥,计算收率。

2. 磺胺嘧啶锌的制备

取磺胺嘧啶 5 g,置 100 mL 烧杯中,加入稀氨水(4 mL 浓氨水加入 25 mL 水),如有不溶的磺胺嘧啶,再补加少量浓氨水(约 1 mL 左右)使磺胺嘧啶全溶。另称取硫酸锌 3 g,溶于 25 mL 水中,在搅拌下倾入上述磺胺嘧啶-氨水溶液中,搅拌片刻析出沉淀,继续搅拌 5 min,过滤,用蒸馏水洗至无硫酸根离子反应(用 0.1 mol/L 氯化钡溶液检查),干燥,称重,计算收率。

【实验结果】

$$收率 = \frac{实际生成量(g)}{理论生成量(g)} \times 100\%$$

【注意事项】

合成磺胺嘧啶银时,所有仪器均需用蒸馏水洗净。

【思考题】

1. SD-Ag 及 SD-Zn 的合成为什么都要先合成铵盐?

2. 比较 SD-Ag 及 SD-Zn 临床应用方面的优缺点。

3. 合成磺胺嘧啶银时,为什么所有仪器均需用蒸馏水洗净?合成磺胺嘧啶锌和磺胺嘧啶银时氯化钡和氯化钠分别起什么作用?

实验 3　阿司匹林的制备

【实验目的】

1. 了解阿司匹林的制备方法。
2. 掌握水杨酸的乙酰化反应和产品的结晶、精制、抽滤等方法。

【实验原理】

醋酐形成乙酰正离子，进攻酚羟基氧，打开水杨酸的分子内氧基完成 O-乙酰化。

$$\text{水杨酸} + (CH_3CO)_2O \xrightarrow{H_2SO_4} \text{乙酰水杨酸} + CH_3COOH$$

【实验材料】

仪器：锥形瓶、量筒、吸滤瓶、布氏漏斗、水浴锅。

试剂：水杨酸、醋酐、浓硫酸、无水乙醇。

【实验方法】

1. 称取水杨酸 5 g 置于 100 mL 锥形瓶中，加入醋酐 7.5 mL，滴加浓硫酸 3 滴，轻轻振摇（注意勿将固体黏附在瓶壁上），至水杨酸溶解，再在 50～60 ℃ 水浴上振摇 10 min。若已析出结晶，仍在 50～60 ℃ 水浴内反应 10 min，冷却，待结晶析出后加蒸馏水 75 mL，用玻璃棒轻轻搅拌，继续冷却直至乙酰水杨酸结晶完全析出。抽滤，得粗品。

2. 将乙酰水杨酸（阿司匹林）粗品移至 50 mL 锥形瓶中，加入无水乙醇 15 mL，于水浴中加热溶解。另取 40 mL 蒸馏水于 100 mL 锥形瓶中预热至 60 ℃。将乙醇溶液倒入热蒸馏水中，这时如有固体析出则加热至澄清，放置，冷却，慢慢析出针状结晶，过滤，用 1∶1 醇水溶液 3～5 mL 洗涤抽干，50 ℃ 干燥 1 h，得精品。

【实验结果】

1. 收率 $= \dfrac{\text{实际生成量(g)}}{\text{理论生成量(g)}} \times 100\%$

2. 水杨酸限量检查

取阿司匹林 0.1 g，加 1 mL 乙醇溶解后，加冷水适量，制成 50 mL 溶液。立即加入 1 mL 新配制的稀硫酸铁铵溶液，摇匀。30 s 内显色，与对照液比较，不得更深（0.1％）。

对照液的制备：精密称取水杨酸 0.1 g，加少量水溶解后，加入 1 mL 冰醋酸，摇匀。加冷水适量，制成 1 000 mL 溶液，摇匀。精密吸取 1 mL，加入 1 mL 乙醇、48 mL 水及 1 mL 新配制的稀硫酸铁铵溶液，摇匀。

稀硫酸铁铵溶液的制备：取盐酸（1 mol/L）1 mL、硫酸铁铵指示液 2 mL，加冷水适量，制成 1 000 mL 溶液，摇匀。

【注意事项】

1. 乙酰化反应所用仪器必须干燥。
2. 乙酰化反应温度不应过高，否则会产生副产物。

【思考题】

1. 乙酰化反应容器为什么要干燥无水？
2. 乙酰化反应为什么用乙酸酐而不用乙酸？
3. 加入浓硫酸的目的是什么？
4. 本实验中可产生什么副产物？
5. 副产物中的高聚物如何除去呢？
6. 水杨酸可以在各步纯化过程和产物的重结晶过程中被除去，如何检验水杨酸已被除尽？

实验 4　对乙酰氨基酚的制备

【实验目的】

1. 了解选择性乙酰化的方法，掌握药物的精制、杂质检查、结构鉴定等方法与技能。
2. 掌握易被氧化产品的重结晶精制方法。

【实验原理】

对乙酰氨基酚为白色结晶性粉末，无臭味，微苦。在热水或乙醇中易溶，在丙酮中溶解，在水中略溶。熔点 168～172 ℃。

合成路线：

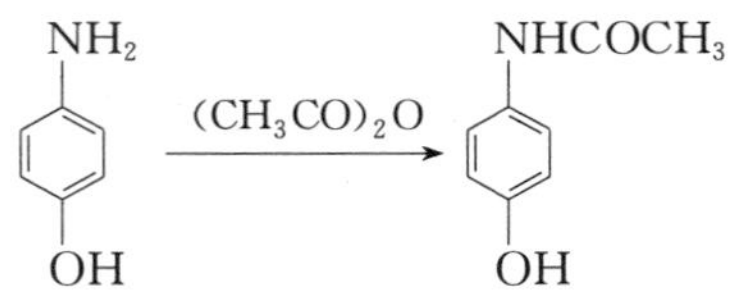

$$\underset{\text{OH}}{\overset{\text{NH}_2}{\bigcirc}} \xrightarrow{(CH_3CO)_2O} \underset{\text{OH}}{\overset{\text{NHCOCH}_3}{\bigcirc}}$$

【实验材料】

仪器：锥形瓶、量筒、吸滤瓶、布氏漏斗、水浴锅。
试剂：对氨基苯酚、醋酐、亚硫酸氢钠、活性炭。

【实验方法】

1. 于干燥的 100 mL 锥形瓶中加入对氨基苯酚 10.6 g、水 30 mL、醋酐 12 mL,轻轻振摇使之成均相。再于 80 ℃ 水浴中加热反应 30 min,放冷,析晶,过滤,滤饼用 10 mL 冷水洗 2 次,抽干,干燥,得白色结晶性对乙酰氨基酚粗品,称重。

2. 于 100 mL 锥形瓶中加入对乙酰氨基酚粗品,每克用水 5 mL,加热使之溶解,稍冷后加入活性炭 1 g,煮沸 5 min,在吸滤瓶中先加入亚硫酸氢钠 0.5 g,趁热过滤,滤液放冷析晶,过滤,滤饼用 0.5% 亚硫酸氢钠溶液 5 mL 分 2 次洗涤,抽干,干燥,得白色对乙酰氨基酚纯品,计算产率。

【实验结果】

$$产率 = \frac{实际生成量(g)}{理论生成量(g)} \times 100\%$$

【注意事项】

1. 对氨基苯酚的质量是影响对乙酰氨基酚产量、质量的关键。

2. 酰化反应中,加水 30 mL。有水存在,醋酐可选择性地酰化亲核性更强的氨基,而不与酚羟基作用。若以醋酸代替醋酐,则难以控制氧化副反应,反应时间长,产品质量差。

3. 对乙酰氨基酚中的酚羟基很容易被空气中的氧气氧化。为了避免氧化的产生,经常加入一定的还原剂保护酚羟基。本实验中加亚硫酸氢钠,可防止对乙酰氨基酚被空气氧化,但亚硫酸氢钠浓度不宜过高,否则会影响产品质量。

【思考题】

1. 酰化反应中为什么要加入水?为何选用醋酐而不用醋酸作酰化剂?

2. 对乙酰氨基酚精制时,加亚硫酸氢钠和活性炭的目的是什么?

3. 对乙酰氨基酚中的特殊杂质是何物,它是如何产生的?

实验 5　烟酸的合成

【实验目的】

1. 学习用高锰酸钾氧化氮杂环侧链的原理。

2. 掌握氧化反应的安全操作方法。

3. 掌握烟酸制备的反应原理及操作原理。

【实验原理】

【实验材料】

试剂:3-甲基吡啶、高锰酸钾、浓盐酸、活性炭。

主要仪器:集热式磁力搅拌器、球形冷凝管、温度计、电热套、三颈瓶、常压蒸馏装置、圆底烧瓶、抽滤装置、烧杯(500 mL)、烘箱。

【实验方法】

1. 在安装冷凝管、温度计的 250 mL 三颈瓶中,加入 3-甲基吡啶 5 g、蒸馏水 200 mL,待加热至 80 ℃,分次加入高锰酸钾 21 g,控制反应温度在 85～90 ℃,加毕,继续搅拌维持反应 60 min。反应停止后,改成常压蒸馏装置,蒸出水及未反应的 3-甲基吡啶,至馏出液无浑浊时,趁热过滤,用 12 mL 沸水分三次洗涤滤饼(二氧化锰),弃去滤饼,合并滤液与洗液,得烟酸钾水溶液。将烟酸钾水溶液移至 250 mL 烧杯中,以浓盐酸酸化至 pH 为 3.8～4.0。放冷至 30 ℃ 以下析出固体,过滤,抽干,得粗品。

2. 将粗品移至 250 mL 圆底烧瓶中,加粗品 5 倍量的蒸馏水,水浴加热,轻轻振摇使之溶解。稍冷,加少许活性炭,加热至沸,脱色 10 min。稍冷,趁热过滤,滤饼用少量热水洗涤,合并滤液,用冰水冷却析晶。待析晶充分后,抽滤,滤饼以少量冷水洗涤,抽干,压实,干燥,得纯品。称重,计算收率。

【实验结果】

$$收率 = \frac{实际生成量(g)}{理论生成量(g)} \times 100\%$$

【注意事项】

1. 若氧化反应彻底,二氧化锰沉淀滤去后,反应液不再显紫红色。若反应不彻底则反应液显紫红色,可加少量乙醇,温热片刻,紫色即消失,重新过滤。

2. 精制中加活性炭的量可由粗品颜色深浅来定,若颜色较深可多加一些。

【思考题】

1. 氧化后若反应完全,反应液呈什么颜色?

2. 为什么加乙醇可以除去多余的高锰酸钾?

实验 6 琥珀酸喘通的合成

【实验目的】

了解拼合原理在药物结构修饰中的应用。

【实验原理】

止喘药喘通为 β_2-受体兴奋剂,对游离组织胺、乙酰胆碱等神经化学介质引起的支气管痉挛有良好的缓解作用,但会使一些患者出现心悸、手颤等症状。盐酸喘通体内代谢快,12 h 即从尿排除 $80\% \sim 90\%$。为了克服以上副作用并使药效缓和而持久,依据文献关于琥珀酸有平喘作用的报道,将盐酸喘通制成琥珀酸喘通。琥珀酸喘通的化学名为 1-(邻氯苯基)-2-异丙氨基乙醇丁二酸盐,化学结构式为:

$$\left[\begin{matrix}\text{Cl} \\ \text{CH-CH}_2\text{-NH-CH} \begin{matrix} \text{CH}_3 \\ \text{CH}_3 \end{matrix} \\ \text{OH} \end{matrix}\right]_2 \cdot \begin{matrix} \text{COOH} \\ (\text{CH}_2)_2 \\ \text{COOH} \end{matrix}$$

琥珀酸喘通为无色透明的菱形结晶,无臭,味微苦,极易溶于水,易溶于乙醇,难溶于乙醚、丙酮,熔点为 171.5~173 ℃。

合成路线如下:

$$2\begin{matrix}\text{Cl} \\ \text{CH-CH}_2\text{-NH-CH} \begin{matrix} \text{CH}_3 \\ \text{CH}_3 \end{matrix} \\ \text{OH} \end{matrix} \cdot \text{HCl} + \begin{matrix} \text{COONa} \\ (\text{CH}_2)_2 \\ \text{COONa} \end{matrix}$$

$$\longrightarrow \left[\begin{matrix}\text{Cl} \\ \text{CH-CH}_2\text{-NH-CH} \begin{matrix} \text{CH}_3 \\ \text{CH}_3 \end{matrix} \\ \text{OH} \end{matrix}\right]_2 \cdot \begin{matrix} \text{COOH} \\ (\text{CH}_2)_2 \\ \text{COOH} \end{matrix} + 2\text{NaCl}$$

【实验材料】

试剂:盐酸喘通、琥珀酸钠。

主要仪器:集热式磁力搅拌器、锥形瓶(100 mL)、烘箱。

【实验方法】

称取盐酸喘通 4.5 g,溶于 5～7 mL 水中,置水浴中温热,制成饱和溶液。另称取琥珀酸钠 4.9 g 溶于 5 mL 水中,制成饱和溶液。然后,在不断搅拌下,将盐酸喘通溶液加入琥珀酸钠溶液中,慢慢析出琥珀酸喘通盐结晶,抽滤,结晶用 10 mL 水分两次迅速洗涤,干燥,测熔点,计算收率。

【实验结果】

$$收率 = \frac{实际生成量(g)}{理论生成量(g)} \times 100\%$$

【注意事项】

盐酸喘通、琥珀酸喘通极易溶于水,故反应中要严格控制用水量。

【思考题】

琥珀酸喘通结晶为什么要用水迅速洗涤? 不洗是否可以?

实验 7　磺胺醋酰钠的合成

【实验目的】

1. 通过磺胺醋酰钠的合成,了解通过控制 pH、温度等反应条件纯化产品的方法。
2. 加深对磺胺类药物一般理化性质的认识。

【实验原理】

磺胺醋酰钠用于治疗结膜炎、沙眼及其他眼部感染。磺胺醋酰钠化学名为 N-[(4-氨基苯基)-磺酰基]-乙酰胺钠水合物,化学结构式为:

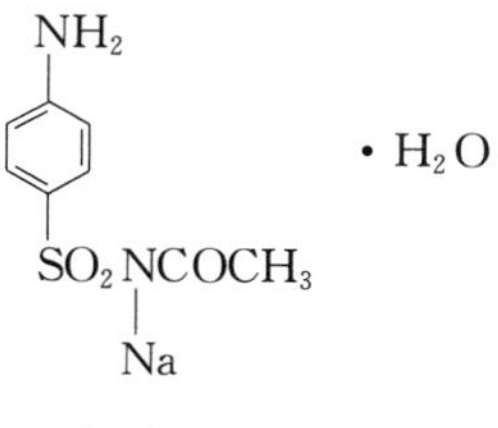

磺胺醋酰钠为白色结晶性粉末,无臭味,微苦,易溶于水,微溶于乙醇、丙酮。

合成路线如下:

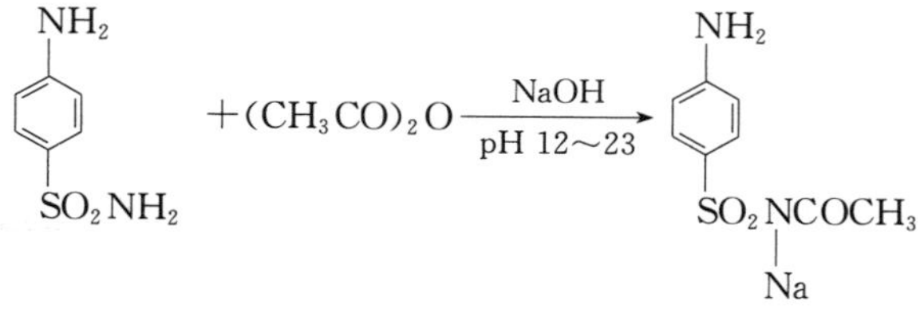

$$\xrightarrow[\text{pH 4~5}]{\text{HCl}} \quad \text{（结构式：} NH_2 \text{苯环} SO_2NHCOCH_3\text{）} \quad \xrightarrow[\text{pH 7~8}]{\text{NaOH}} \quad \text{（结构式：} NH_2 \text{苯环} SO_2NCOCH_3, Na\text{）}$$

【实验材料】

试剂:磺胺、醋酐、22.5％氢氧化钠、77％氢氧化钠、40％氢氧化钠、20％氢氧化钠、36％盐酸、10％盐酸、丙酮。

主要仪器:集热式磁力搅拌器、球形冷凝管、温度计、三颈瓶、抽滤装置、烘箱。

【实验方法】

1. 磺胺醋酰的制备

在装有搅拌棒及温度计的 100 mL 三颈瓶中,加入磺胺 17.2 g、22.5％氢氧化钠 22 mL,开动搅拌,于水浴上加热至 50 ℃左右。待磺胺溶解后,分次加入醋酐 13.6 mL、77％氢氧化钠 12.5 mL(首先,加入醋酐 3.6 mL、77％氢氧化钠 2.5 mL;随后,每次间隔 5 min,将剩余的 77％氢氧化钠和醋酐分 5 次交替加入)。加料期间反应温度维持在 50~55 ℃,加料完毕继续保持此温度反应 30 min。反应完毕,停止搅拌,将反应液倾入 250 mL 烧杯中,加水 20 mL 稀释,于冷水浴中用 36％盐酸调 pH 至 7,放置 30 min,并不时搅拌析出固体,抽滤除去。滤液用 36％盐酸调 pH 至 4~5,抽滤,得白色粉末。

用 3 倍量(3 mL/g)10％盐酸溶解得到的白色粉末,不时搅拌,尽量使单乙酰物成盐酸盐溶解,抽滤除不溶物。滤液加少量活性炭室温脱色 10 min,抽滤。滤液用 40％氢氧化钠调 pH 至 5,析出磺胺醋酰,抽滤,压干。干燥,测熔点(熔点为 179~184 ℃)。若产品不合格,可用热水(1∶5)精制。

2. 磺胺醋酰钠的制备

将磺胺醋酰置于 50 mL 烧杯中,于 90 ℃热水浴上滴加计算量的 20％氢氧化钠至固体恰好溶解,放冷,析出结晶,抽滤(用丙酮转移),压干,干燥,计算收率。

【实验结果】

$$收率 = \frac{实际生成量(g)}{理论生成量(g)} \times 100\%$$

【注意事项】

本实验中需要多种浓度不同的氢氧化钠溶液,在不同的反应阶段,所需要滴加的氢氧化钠溶液浓度有很大的区别,不要弄错。

【思考题】

1. 酰化液处理的过程中,pH 为 7 时析出的固体是什么? pH 为 5 时析出的固体是什么? 10％盐酸中的不溶物是什么?

2. 反应碱性过强其结果磺胺较多,磺胺醋酰次之,双乙酰物较少;碱性过弱其结果双乙酰物较多,磺胺醋酰次之,磺胺较少。为什么?

实验 8　巴比妥的合成

【实验目的】

1. 通过巴比妥的合成了解药物合成的基本过程。
2. 掌握无水操作技术。

【实验原理】

巴比妥为长时间作用的催眠药,主要用于神经过度兴奋、狂躁或忧虑引起的失眠。巴比妥化学名为 5,5-二乙基巴比妥酸,化学结构式为:

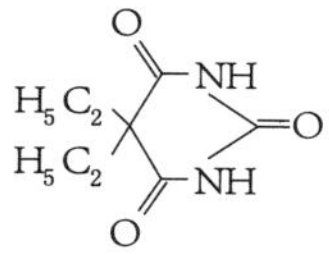

巴比妥为白色结晶或结晶性粉末,无臭,味微苦,熔点 189～192 ℃,难溶于水,易溶于沸水及乙醇,溶于乙醚、氯仿及丙酮。

合成路线如下:

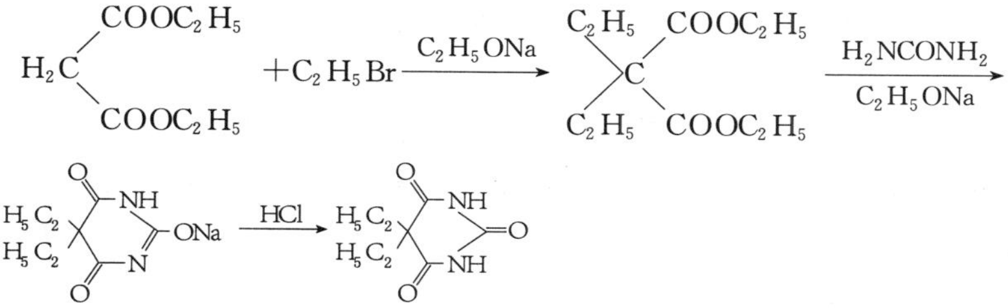

【实验材料】

试剂:邻苯二甲酸二乙酯、丙二酸二乙酯、溴乙烷、乙醇、无水硫酸铜、乙醚、金属钠、无水硫酸钠、盐酸、尿素。

主要仪器:集热式磁力搅拌器、球形冷凝管、温度计、圆底烧瓶、三颈瓶、抽滤装置、烘箱、氯化钙干燥管。

【实验方法】

1. 绝对乙醇的制备

在装有球形冷凝管(顶端附氯化钙干燥管)的 250 mL 圆底烧瓶中加入无水乙醇 180 mL、金属钠 2 g,再加几粒沸石,加热回流 30 min,加入邻苯二甲酸二乙酯 6 mL,再回流 10 min。将回流装置改为蒸馏装置,蒸去前馏分。用干燥圆底烧瓶做接收器,蒸馏至几乎无液滴流出为止。量其体积,计算回收率,密封贮存。

检验乙醇是否有水分常用的方法是取一支干燥试管,加入制得的绝对乙醇 1 mL,随即加入少量无水硫酸铜粉末。如乙醇中含水分,则无水硫酸铜变为蓝色硫酸铜。

2. 二乙基丙二酸二乙酯的制备

在装有搅拌器、滴液漏斗及球形冷凝管(顶端附有氯化钙干燥管)的 250 mL 三颈瓶中,加入制备的绝对乙醇 75 mL,分次加入金属钠 6 g。待反应缓慢时,开始搅拌,用油浴加热(油浴温度不超过 90 ℃),金属钠消失后,由滴液漏斗加入丙二酸二乙酯 18 mL,10~15 min 内加完,然后回流 15 min。当油浴温度降到 50 ℃ 以下时,慢慢滴加溴乙烷 20 mL,约 15 min 加完,然后继续回流 2.5 h。将回流装置改为蒸馏装置,蒸去乙醇(但不要蒸干),放冷,药渣用 40~45 mL 水溶解,转到分液漏斗中,分取酯层,水层以乙醚提取 3 次(每次用乙醚 20 mL),合并酯与醚提取液,再用 20 mL 水洗涤一次,醚液倾入 125 mL 锥形瓶内,加无水硫酸钠 5 g,放置。

3. 二乙基丙二酸二乙酯的蒸馏

将上一步制得的二乙基丙二酸二乙酯乙醚液过滤,滤液蒸去乙醚。瓶内剩余液用装有空气冷凝管的蒸馏装置于沙浴上蒸馏,收集 218~222 ℃ 馏分(用预先称量的 50 mL 锥形瓶接收),称重,计算收率,密封贮存。

4. 巴比妥的制备

在装有搅拌棒、球形冷凝管(顶端附有氯化钙干燥管)及温度计的 250 mL 三颈瓶中加入绝对乙醇 50 mL,分次加入金属钠 2.6 g,待反应缓慢时,开始搅拌。金属钠消失后,加入二乙基丙二酸二乙酯 10 g、尿素 4.4 g,加完后,随即使内温升至 80~82 ℃。停止搅拌,保温反应 80 min(反应正常时,停止搅拌 5~10 min 后,料液中有小气泡逸出,并逐渐呈微沸状态,有时较激烈)。反应毕,将回流装置改为蒸馏装置。在搅拌下慢慢蒸去乙醇,至常压不易蒸出时再减压蒸馏尽。残渣用 80 mL 水溶解,倾入盛有 18 mL 稀盐酸[V(盐酸)$:V$(水)$=$ 1$:$1]的 250 mL 烧杯中,调 pH 至 3~4 之间,析出结晶,抽滤,得粗品。

5. 精制

粗品称重,置于 150 mL 锥形瓶中,用水(16 mL/g)加热使溶解,加入活性炭少许,脱色 15 min,趁热抽滤,滤液冷至室温,析出白色结晶,抽滤,水洗,烘干,测熔点,计算收率。

【实验结果】

$$收率 = \frac{实际生成量(g)}{理论生成量(g)} \times 100\%$$

【注意事项】

1. 本实验中所用仪器均需彻底干燥。由于无水乙醇有很强的吸水性,故操作及存放时必须防止水分侵入。

2. 制备绝对乙醇所用的无水乙醇水分不能超过 0.5%,否则反应相当困难。

3. 取用金属钠时需用镊子,先用滤纸吸去黏附的油后,用小刀切去表面的氧化层,再切成小条。切下来的钠屑应放回原瓶中,切勿与滤纸一起投入废物缸内,并严禁金属钠与水接触,以免引起燃烧爆炸事故。

4. 加入邻苯二甲酸二乙酯的目的是利用它和氢氧化钠进行如下反应:

因此避免了乙醇和氢氧化钠生成的乙醇钠再和水作用,这样制得的乙醇可达到极高的纯度。

5. 溴乙烷的用量也要随室温而变。当室温在 30 ℃ 左右时,应加 28 mL 溴乙烷,滴加溴乙烷的时间应适当延长。若室温在 30 ℃以下,可按本实验投料。

6. 内温降到 50 ℃,再慢慢滴加溴乙烷,以避免溴乙烷的挥发及生成乙醚的副反应。

$$C_2H_5ONa+C_2H_5Br \longrightarrow C_2H_5OC_2H_5+NaBr$$

7. 沙浴传热慢,因此沙要铺得薄,也可用减压蒸馏的方法。

8. 尿素需在 60 ℃干燥 4 h。

9. 蒸乙醇不宜快,至少要用 80 min,反应才能顺利进行。

【思考题】

1. 制备无水试剂时应注意什么问题? 为什么在加热回流和蒸馏时冷凝管的顶端和接收器支管上要装氯化钙干燥管?

2. 工业上怎样制备无水乙醇(99.5%)?

3. 对于液体产物,通常如何精制? 本实验用水洗涤提取液的目的是什么?

实验 9　二氢吡啶钙离子拮抗剂的合成

【实验目的】

1. 了解硝化反应的种类、特点及操作条件。

2. 学习硝化剂的种类和不同应用范围。

3. 学习环合反应的种类、特点及操作条件。

【实验原理】

二氢吡啶钙离子拮抗剂具有很强的扩血管作用,适用于冠脉痉挛、高血压、心肌梗死等症。本品化学名为 1,4-二氢-2,6-二甲基-4-(3-硝基苯基)-吡啶-3,5-二甲酸二乙酯,化学结构式为:

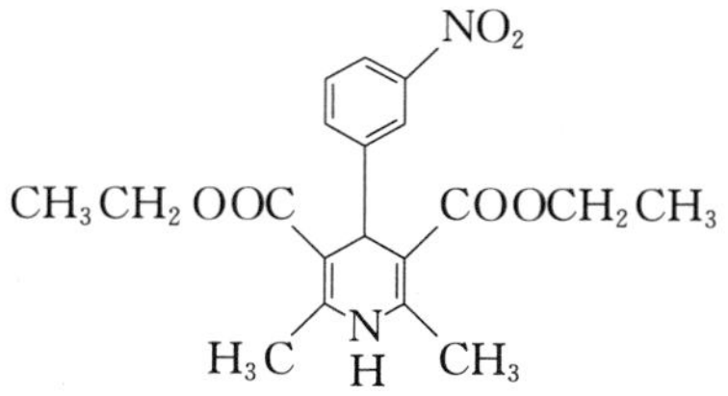

本品为黄色无臭无味的结晶粉末,熔点 162～164 ℃,无吸湿性,极易溶于丙酮、二氯甲烷、氯仿,溶于乙酸乙酯,微溶于甲醇、乙醇,几乎不溶于水。

合成路线如下:

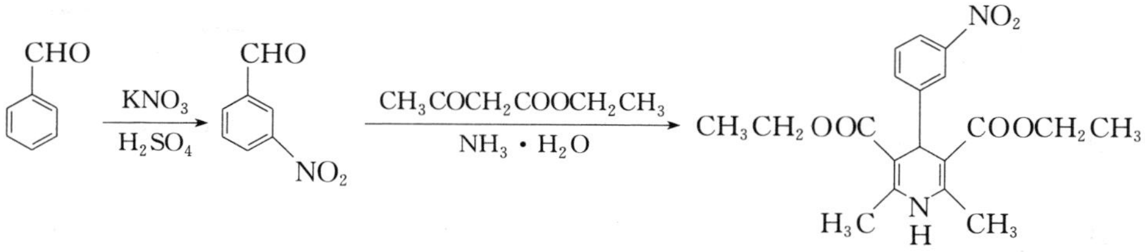

【实验材料】

试剂:硝酸钾、浓硫酸、苯甲醛、乙酰乙酸乙酯、碳酸钠、甲醇、氨、95％乙醇。

主要仪器:集热式磁力搅拌器、球形冷凝管、温度计、圆底烧瓶、三颈瓶、抽滤装置、烘箱。

【实验方法】

1. 硝化

在装有搅拌棒、温度计和滴液漏斗的 250 mL 三颈瓶中,将 11 g 硝酸钾溶于 40 mL 浓硫酸中。用冰盐浴冷至 0 ℃以下,在强烈搅拌下,慢慢滴加苯甲醛 10 g(在 60～90 min 内滴完),滴加过程中控制反应温度在 0～2 ℃之间。滴加完毕,控制反应温度在 0～5 ℃之间继续反应 90 min。将反应物慢慢倾入约 200 mL 冰水中,边倒边搅拌,析出黄色固体,抽滤。滤渣移至乳钵中,研细,加入 5％碳酸钠溶液 20 mL(由 1 g 碳酸钠加 20 mL 水配成)研磨 5 min,抽滤,用冰水洗涤 7～8 次,压干,得间硝基苯甲醛,自然干燥,测熔点(熔点为 56～58 ℃),称重,计算收率。

2. 环合

在装有球形冷凝管的 100 mL 圆底烧瓶中,依次加入间硝基苯甲醛 5 g、乙酰乙酸乙酯 9 mL、甲醇氨饱和溶液 30 mL 及沸石一粒,油浴加热回流 5 h,然后改为蒸馏装置,蒸出甲醇至有结晶析出为止,抽滤,结晶用 95％乙醇 20 mL 洗涤,压干,得黄色结晶性粉末,干燥,称重,计算收率。

3. 精制

粗品以 95％乙醇(5 mL/g)重结晶,干燥,测熔点,称重,计算收率。

【实验结果】

$$收率 = \frac{实际生成量(g)}{理论生成量(g)} \times 100\%$$

【注意事项】

甲醇氨饱和溶液应新鲜配制。

【思考题】

苯甲醛的硝化反应为什么要用硝酸钾,而不用硝酸?

实验 10 地巴唑的合成

【实验目的】

1. 熟悉合成杂环药物的方法。
2. 掌握脱水反应原理及操作技术。

【实验原理】

地巴唑为降压药,对血管平滑肌有直接松弛作用,使血压略有下降。可用于轻度的高血压和脑血管痉挛等。地巴唑化学名为 α-苄基苯并咪唑盐酸盐,化学结构式为:

$$\begin{array}{c} \text{NH} \\ \diagup \diagdown \\ N \diagdown CH_2 \diagup \end{array} \cdot HCl$$

地巴唑为白色结晶性粉末,无臭。它的熔点为 182~186 ℃,几乎不溶于氯仿和苯,略溶于热水或乙醇。

合成路线如下:

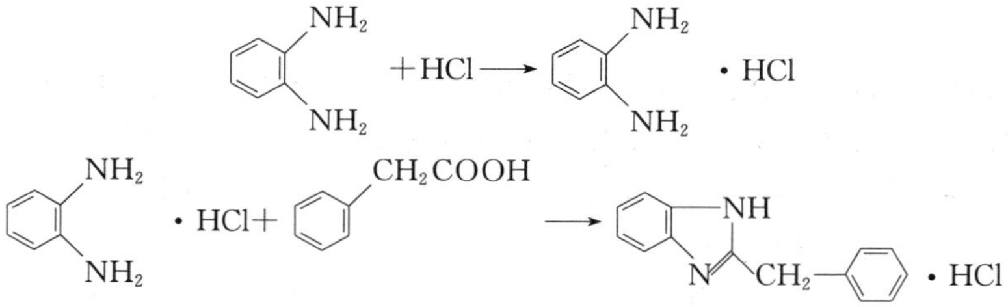

【实验材料】

试剂:盐酸、邻苯二胺、活性炭、苯乙酸、氢氧化钠、氨、95％乙醇。

主要仪器:集热式磁力搅拌器、球形冷凝管、温度计、三颈瓶、抽滤装置、烘箱。

【实验方法】

1. 成盐

将浓盐酸 11.2 mL 稀释至 17.4 mL,取其半量加入 50 mL 烧杯中,盖上表面皿,于石棉网上加热至近沸。一次加入邻苯二胺用玻璃棒搅拌,使固体溶解,然后加入余下的盐酸和活性炭 1 g,搅匀,趁热抽滤。滤液冷却后,析出结晶,抽滤,结晶用少量乙醇洗三次,抽干,干燥,得白色或粉红色针状结晶,即为邻苯二胺单盐酸盐。测熔点,计算收率。

2. 环合

在装有搅拌器、温度计和蒸馏装置的 60 mL 三颈瓶中,加入苯乙酸适量(苯乙酸与邻苯二胺单盐酸盐的物质的量之比为 1.06:1),沙浴加热,使内温达 99~100 ℃。待苯乙酸熔化后,在搅拌下加入邻苯二胺单盐酸盐(将上一步产品全部投料)。升温至 150 ℃开始脱水,然后慢慢升温,于 160~240 ℃反应 3 h(大部分时间控制在 200 ℃左右)。反应结束后,使反应液冷却到 150 ℃以下,趁热慢慢向反应液中加入 4 倍量的沸水(按邻苯二胺单盐酸盐计算),搅拌溶解,加活性炭脱色,趁热抽滤,将滤液立即转移到烧杯中,搅拌,冷却,结晶(防止结成大块),抽滤,结晶用少量水洗三次,得地巴唑碱盐粗品。

3. 盐基的精制

取约为地巴唑碱盐湿粗品 5.5 倍量的水,加入烧杯中,加热煮沸,投入地巴唑碱盐粗品,加热溶解后,用 10％氢氧化钠调 pH 至 9,冷却,抽滤,结晶用少量蒸馏水洗至中性,抽干,即得地巴唑碱盐精品。

4. 成盐

将地巴唑碱盐湿品用 1.5 倍量蒸馏水调成糊状,加热,抽滤,结晶用盐酸调 pH 至 4~5,使其完全溶解。加活性炭脱色,趁热抽滤,使滤液冷却,析出结晶,用蒸馏水洗三次,得地巴唑盐粗品。

5. 盐的精制

将地巴唑盐粗品用两倍量蒸馏水加热溶解,加活性炭脱色,趁热抽滤,滤液冷却,析出结晶。抽滤,用蒸馏水洗三次,抽干,干燥,测熔点,计算收率。

【实验结果】

$$收率＝\frac{实际生成量(g)}{理论生成量(g)}×100\%$$

【注意事项】

1. 用盐酸溶解邻苯二胺时,温度不宜过高,80～90 ℃即可,否则所生成的邻苯二胺单盐酸盐颜色变深。由于邻苯二胺单盐酸盐在水中溶解度较大,故所用仪器应尽量干燥。邻苯二胺单盐酸盐制好后,应先在空气中吹去大部分溶媒,然后再于红外灯下干燥。否则,产品长时间在红外灯下照射,易被氧化成浅红色。

2. 在环合反应过程中,气味较大,可将出气口导至水槽,温度上升速度视蒸出水的速度而定。开始由 160 ℃逐渐升至 200 ℃,较长时间维持在 200 ℃左右,最后 0.5 h升至 240 ℃,但不得超过 240 ℃,否则邻苯二胺被破坏,产生黑色树脂状物,产率明显下降。在加入沸水前,反应液须冷却到 150 ℃以下,以防反应瓶破裂。

3. 在精制地巴唑盐基时,结晶用少量蒸馏水洗至中性的目的是洗去未反应的苯乙酸。

【思考题】

1. 在邻苯二胺单盐酸盐制备中,取半量盐酸加热近沸,此时为什么温度不宜过高?

2. 环合反应温度太高有何不利? 为什么?

实验 11　手性药物的光学拆分法制备

【实验目的】

1. 掌握用光学拆分法制备手性药物萘普生(或者布洛芬)。

2. 了解拆分消旋化合物的原理。

3. 学习用旋光仪分析手性药物中间体光学纯度的方法。

【实验原理】

具有手性的药物其对映体往往有完全不同的药理活性,单一对映体的手性药物因其药效高、副作用低和安全等优点,受到了化学家和制药企业的重视。近二三十年,手性药物得到了很大的发展,其销售额以每年 15％的速度在增长。

萘普生为非甾体类抗炎镇痛药,用于治疗风湿性和类风湿性关节炎、强直性脊柱炎、痛风、关节炎、腱鞘炎,亦可用于缓解肌肉、骨骼扭伤、挫伤、损伤以及痛经等所致的疼痛。研究表明(S)-萘普生的药效是(R)-萘普生的 28 倍。

目前获得单一手性化合物的方法主要有:①手性源合成法,以手性物质为原料合成其他手性化合物。②不对称催化合成法,是在催化剂或酶的作用下合成得到单一对映体化合物的方法。③外消旋体拆分法,是在拆分剂的作用下,利用物理化学或生物方法将外消旋体拆分成两个对映体,其中化学拆分法是工业生产中广泛应用的方法。化学拆分法是利用外消旋体分子含有的活性基团与某一光学活性试剂(拆分剂)进行反应,生成两种非对映异构体的盐或其他复合物,再利用它们物理性质(如溶解度)和化学性质的不同将两者分开,最后把拆分剂从中分离出去,便可得到单一对映体。

本实验拆分的反应的化学方程式如下：

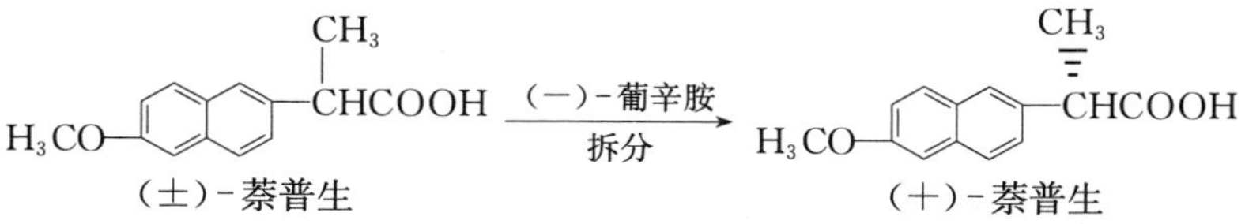

反应结束后得到的产物（S）-萘普生，需测定其对映选择性，即产物的对映体过剩（ee值）。其测定方法有多种，本实验利用的是旋光仪的方法。

【实验材料】

试剂：盐酸、氢氧化钠、氢氧化钾、外消旋萘普生、（—）-葡辛胺、甲醇、三氯甲烷。

主要仪器：集热式磁力搅拌器、搅拌子、100 mL 烧瓶、冷凝管、布氏漏斗、烘箱、小勺、旋光仪。

【实验方法】

1. （＋）-萘普生·（—）-葡辛胺盐的制备

将甲醇 30 mL、外消旋萘普生 2.5 g 及（—）-葡辛胺 3.2 g 依次投入 100 mL 单口瓶中，搅拌，缓缓加热至 55 ℃，待物料全部溶解后，继续升温至回流，于 67 ℃回流 30 min。反应毕，停止加热，撤去水浴，继续搅拌，自然降温，约在 44 ℃左右开始有白色颗粒状沉淀析出，待温度降至室温（25 ℃），停止搅拌，静置 10 min，抽滤，滤饼用少量甲醇洗涤，抽干，于 100 ℃烘干（约 10 min），得（＋）-萘普生·（—）-葡辛胺盐，称重。

2. （＋）-萘普生的制备

将上步得到的（＋）-萘普生·（—）-葡辛胺盐置于烧杯中，加 10 倍量水（约 25 mL），滴加 5％氢氧化钠溶液（1.25 mol/L）至 pH 大于 10，于 45 ℃加热、搅拌 0.5 h，冷却至室温，抽滤，滤饼用水洗涤，抽干，压实，烘干，回收（—）-葡辛胺。滤液用盐酸调 pH 至 1～2，析出（＋）-萘普生，抽滤，滤饼用少量水洗涤，抽干，于 100 ℃烘干（约 20 min）得纯品，称量，计算收率。测比旋光度。

以下根据实际情况选做：

3. （—）-萘普生的消旋化

将制备得到的（＋）-萘普生·（—）-葡辛胺盐母液按上法用 5％氢氧化钠溶液（1.25 mol/L）碱化至 pH 大于 10，滤去析出的（—）-葡辛胺，滤液以盐酸酸化，调 pH 至 1～2，得（—）-萘普生。

将（—）-萘普生置于 100 mL 烧瓶中，加氢氧化钾 3.5 g，水 5 mL，加热回流，于 130 ℃反应 3 h。反应毕，加水 100 mL，以盐酸酸化，析出固体，抽滤，滤饼用少量水洗涤，抽干，干燥，得消旋萘普生，称量，测比旋光度。

4. （—）-葡辛胺的回收精制

制备得到的母液（＋）-萘普生·（—）-葡辛胺盐［含（—）-萘普生·（—）-葡辛胺盐］先经碱化，分出（—）-葡辛胺，将上述回收的（—）-葡辛胺加在一起，加水（体积比为 1∶40），搅拌下用盐酸调 pH 至 1～3，使完全溶解，抽滤，除去棕黄色杂质，滤液碱调至 pH 大于 10，使白色沉淀充分析出，抽滤，滤饼用水洗涤调 pH 至 8～9，于 90 ℃烘干，得（—）-葡辛胺，称量，计算回收率（约 95％）。熔点 124～126 ℃。

5. 比较成盐反应中使用甲醇作为溶剂和乙醇作为溶剂的优劣之处。

6. 考察拆分剂对产物(＋)-萘普生的化学产率及 ee 值(光学纯度)的影响,可用的拆分剂有(－)-α-苯乙胺、L-赖氨酸、葡甲胺和辛可尼丁。

【实验结果】

1. 化学产率,包括单程产率和总产率。

2. 用旋光度计算 ee 值,光学纯度 $= \dfrac{[\alpha]测定值}{[\alpha]绝对值} \times 100\%$

【注意事项】

使用旋光仪测定旋光度,在装液时,注意排除气泡,以免影响观测。

【思考题】

1. 获得手性化合物的途径有哪些?

2. 什么叫对映体过剩? ee 值的计算方法有哪些? 常用的测定方法有哪些?

3. 用旋光仪分析手性化合物 ee 值的原理是什么?

实验 12　对氨基水杨酸钠稳定性实验

【实验目的】

通过本实验,加强对实验中防止药物氧化重要性的认识。

【实验原理】

对氨基水杨酸钠(PAS-Na)用于治疗各种结核病,尤其适用于肠结核、骨结核及渗出性肺结核的治疗。对氨基水杨酸钠化学结构式为:

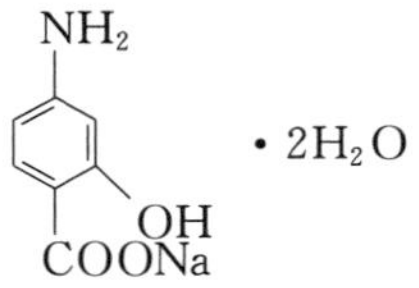

对氨基水杨酸钠为白色或银灰色结晶性粉末,熔点 142～145 ℃,难溶于水及氯仿,溶于乙醇及乙醚,几乎不溶于苯。

对氨基水杨酸钠盐水溶液很不稳定,易被氧化,遇光热颜色渐变深。在铜离子存在下,加速氧化。如有抗氧剂或金属络合剂存在,可有效地防止氧化。用光电比色计测定透光率(T)可看出其变化程度。

反应如下:

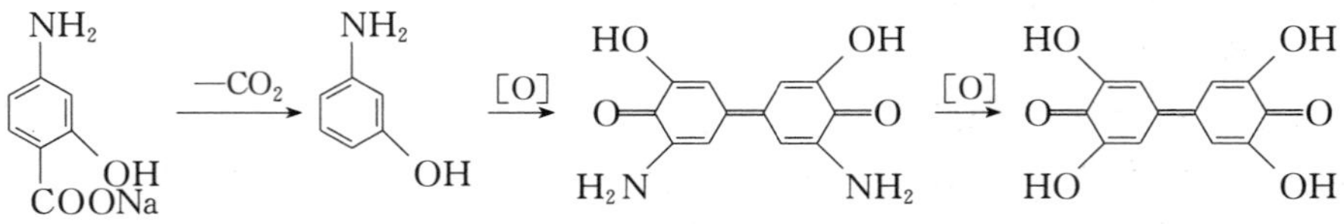

【实验材料】

试剂:对氨基水杨酸钠、EDTA 试液、Cu^{2+} 试液、$Na_2S_2O_5$ 试液、双氧水。

主要仪器:分光光度计、试管。

【实验方法】

取 5 支试管,编号,各加入 0.025%PAS-Na 溶液 10 mL。除 1 号试管外,其余各试管分别加入双氧水(10 mL/50 mL)12 滴。在 3 号试管中加入 $Na_2S_2O_5$ 试液(10 g/30 mL)20 滴。在 4、5 号试管中分别加入 Cu^{2+} 试液(2 mg/10 mL)6 滴。在 5 号试管中加入 EDTA 试液(10 mg/10 mL)20 滴。各试管用蒸馏水稀释至刻度一致。

将所有试管同时置入 80~90 ℃水浴中,记录置入时间,维持此温度,间隔 30 min 取样,放置至室温,用分光光度计在 440 nm 处测定各样品的透光率。

【实验结果】

以时间为横坐标,透光率为纵坐标,绘制出氧化曲线,并比较不同条件下的药物氧化程度。

【思考题】

1. 药物被氧化着色与哪些因素有关,如何采取措施防止药物氧化?
2. PAS-Na 被氧化后生成何物? 写出反应的化学方程式。

第二篇　药剂学实验

第三章　药剂学实验基本知识

一、实验任务

药剂学是研究药物制剂的处方设计、基本理论、质量控制、制备工艺和合理使用等内容的一门综合性应用技术科学。药剂学实验是药剂学课程的重要组成部分,是理论联系实际的重要环节和主要方式之一。通过实验,学生应达到以下目的:掌握药剂学中各种典型剂型的处方分析、制备工艺和操作,影响各种剂型中药物质量和稳定性的因素及考察方法,新技术新工艺在药物制剂中的应用;加深理解、巩固和扩展课堂教学的基本理论与知识;提高动手能力,掌握药剂学实验的基本技能;熟悉或了解制剂研究和生产中常用仪器设备的结构、性能及使用方法;提高实验观察能力以及独立总结实验资料的能力,为将来从事制剂研究与生产提供实践基础。

二、实验规则

学生在做药剂学实验时必须遵守下列实验规则:

1. 学生在实验前要充分预习,了解实验目的、要求、原理、操作步骤以及所用仪器或设备的构造和使用方法,做到心中有数。在预习中应特别注意影响实验成败的关键操作,以便实验顺利完成,没有预习不得进行实验。

2. 严格按照实验规程操作,以培养严肃认真的科学态度。虚心接受教师的指导,认真掌握操作技术,细心观察实验现象。进行教材指定内容以外的实验或重做实验需经教师批准。

3. 学生取实验用原辅材料时,在拿取、准确称量和放回时都要进行核对,以免发生差错。称量完毕应及时盖好瓶塞,放回原处。

4. 进入实验室要随带实验原始记录本及报告。实验进程中应尊重实验事实,及时做好完整而确切的原始记录,不能随意涂改或互相查对结果更改记录。原始记录应直接记录于实验原始记录本上,绝不允许记于纸条上、手上等。

5. 实验时要注意安全,易燃易爆的药品要远离火源。处方中有毒药和麻药时,须仔细检查是否超过剂量。毒性药品和麻药要在专用的天平上称量。

6. 学生进实验室必须穿工作服,除所需用的记录本、实验讲义及参考书外,其他物品不宜带入,以保持实验室的整洁。

7. 遵守实验室纪律,不得迟到,不无故缺席。实验室须保持安静、严肃,不得喧哗,不进行与实验无关的活动,不得无故串位,严禁吸烟。

8. 实验室的及实验后的成品一律不得携出实验室。要爱护实验室仪器及设备,如有损坏应立即报告教师。

9. 爱护公物,节约水电、药品和试剂。可回收利用的废溶剂回收至指定的容器中,不可任意弃去。腐蚀性残液应倒入废液缸中,切勿倒进水槽。

10. 实验完毕后,应认真清理实验台、用具,药物归位,仪器洗净后放回原处,擦净台面,晾好抹布,经教师同意后,方可离开。值日生还应负责整理实验室的试剂台,打扫地面卫生,清除垃圾及废液缸中污物,进行清洁以及安全检查,并将水、电、窗户关好,再离开实验室。

11. 认真总结实验结果,按指定格式填写实验报告,并按规定时间交指导教师。

三、实验报告的撰写

实验报告是总结实验进行的情况、分析实验中出现的问题、整理归纳实验结果必不可少的基本环节,是把直接的感性认识提高到理性思维阶段的必要一步。它不仅是考查学生分析、总结实验资料能力和综合概括能力以及文字表达能力的重要内容,而且是评定实验成绩的主要依据,因此必须认真地写好实验报告。本实验报告的一般格式如下:

1. 实验目的

2. 实验指导

3. 处方:处方应按《中国药典》格式写出实验用原辅材料的名称和用量。必要时进行组方原理及附加剂作用等的简要分析说明。

4. 实验步骤和实验现象:详细叙述各操作内容与方法、步骤及控制条件,要如实、准确表述实验方法、实验条件、实验原辅材料及试剂等的实际用量等,对实验现象逐一作出正确的解释,必要时写出操作注意事项。

5. 实验结果与讨论:

(1)对实验结果和产品进行分析,要客观地记录实验中观察到的有关现象及测定数据,可制成图、表等;

(2)写出做实验的体会;

(3)分析实验中出现的问题和解决的办法;

(4)对实验提出建设性的建议,通过讨论来总结、提高和巩固实验中所学到的理论知识和实验技术。

6. 思考题:对实验直接相关的思考题作出简答。

第四章　药剂学实验

实验 1　溶液型液体制剂的制备

【实验目的】

1. 掌握溶液型液体制剂的制备方法。
2. 掌握液体制剂制备过程的各项基本操作。
3. 了解溶液型液体药剂中常用附加剂的正确使用与确定增溶剂用量的方法。

【实验原理】

1. 溶液型液体制剂的概念：是指药物以小分子或离子（直径在 1 nm 以下）状态分散在溶剂中所形成的均匀分散的液体制剂。溶液型液体制剂可以口服，也可以外用。常用的溶剂有水、乙醇、甘油、丙二醇、液状石蜡、植物油等。

属于溶液型液体制剂的有溶液剂、芳香水剂、糖浆剂、甘油剂、醑剂等，最常用的是溶液剂和糖浆剂。溶液剂系指小分子药物溶解于溶剂中所形成的澄明溶液，糖浆剂系指含有药物或芳香物质的浓蔗糖水溶液。纯蔗糖的近饱和水溶液称为单糖浆，其浓度为 85%（g/mL）或 64.7%（g/g），不含任何药物，除供制备含药糖浆外，可作为矫味剂、助悬剂等。

2. 溶液型液体制剂的制备方法有溶解法、稀释法和化学反应法。溶解法为基本制法，其制备原则和操作步骤如下：

（1）药物的称量

固体药物常以克为单位，根据药物量的多少，选用不同的架盘天平称重。液体药物常以毫升为单位，选用不同的量杯或量筒进行量取。用量较少的液体药物也可采用滴管计滴数量取（标准滴管在 20 ℃时，1 mL 水应为 20 滴，其质量误差在 ±0.10 g）。量取液体药物后，应用少许水洗涤量器，洗液合并于容器中，以减少药物的损失。

（2）溶解及加入药物

在制备溶液型液体药剂时，常需采用一些方法，如成盐、增溶、助溶、潜溶等，以增加药物在溶媒中的溶解度。另外，根据需要还可加入抗氧剂、甜味剂、着色剂等附加剂。在制备流程中，一般先加入复合溶媒、助溶剂和稳定剂等附加剂。取处方配制量的 1/2～4/5 溶剂，加入处方规定的固体药物，搅拌促使其溶解。必要时可将固体药物先行粉碎或加热促进溶解。小量药物（如毒药）或附加剂（如助溶剂、抗氧剂等）应先溶解，难溶性药物可加入适宜助溶剂或采用复合溶剂使其溶解，不耐热的药物宜待溶液冷却后加入。无防腐能力的药物应加防腐剂；易氧化不稳定的药物可加入抗氧剂、金属络合剂等稳定剂以及调节 pH 等；浓配易发生变化的可分别稀配后再混合；醇性制剂如酊剂加至水溶液中时，加入速度要慢，且应边加边搅拌；液体药物及挥发性药物应最后加入。

（3）过滤

固体药物溶解后，一般都要过滤，可根据需要选用玻璃漏斗、布氏漏斗、垂熔玻璃漏斗等，滤材有脱脂棉、滤纸、纱布、绢布等。

（4）质量检查

成品应按药典的相关规定进行质量检查。

（5）包装及贴标签

质量检查合格后，定量分装于适当的洁净容器中，内服液体药剂用蓝色标签，外用则为红色标签。

【实验材料】

仪器：烧杯、试剂瓶、量筒、量杯、玻璃漏斗、普通天平、水浴锅、洗瓶、乳钵等。

试剂：薄荷油、滑石粉、碘、碘化钾、蔗糖、枸橼酸、单糖浆、乙醇、硼砂、甘油、碳酸氢钠、液态苯酚、硫酸亚铁、蒸馏水等。

【实验方法】

1. 复方碘溶液的制备（卢戈氏溶液）

（1）处方

	处方1	处方2
碘	1 g	1 g
碘化钾		2 g
蒸馏水加至	20 mL	20 mL

（2）制法

处方1：取碘，加蒸馏水适量，边加边搅拌，至全量（20 mL），即得。

处方2：取碘化钾，加蒸馏水 6～10 mL，配成浓溶液，再加碘，加蒸馏水适量，边加边搅拌，至全量（20 mL），即得。

（3）用途

本品具有调节甲状腺功能，主要用于甲状腺功能亢进的辅助治疗。外用作黏膜消毒药。

（4）描述成品外观性质，对比观察两组处方碘的溶解快慢。

2. 薄荷水的制备

（1）处方

薄荷油	0.1 mL
滑石粉	0.75 g
纯化水	加至 50 mL

（2）制法

取薄荷油加精制滑石粉 0.75 g，在乳钵中研匀，加少量纯化水移至有盖的容器中，再加纯化水至 10 mL，振摇 10 min 后用润湿的滤纸过滤，初滤液如浑浊应重滤至滤液澄清，加纯化水适量至 50 mL，即得。

（3）用途

本品为芳香调味药与祛风药，用于胃肠充气，亦可作分散媒用。

3. 复方硼砂溶液的制备

（1）处方

硼砂	2 g
甘油	3.5 g
碳酸氢钠	1.5 g
液化苯酚	0.3 mL
蒸馏水	加至 100.0 mL

（2）制法

取硼砂加入约 50 mL 水中，放冷，加入碳酸氢钠溶解。另取液化苯酚加甘油搅匀，缓缓加入上述溶液中，随加随搅拌，待气泡消失后，加蒸馏水至 100 mL，必要时过滤，即得。

（3）用途

本品用于口腔炎、咽喉炎及扁桃体炎等。

4. 单糖浆的制备

（1）处方

蔗糖	42.5 g
纯化水	适量（q. s）
共制	50 mL

（2）制法

取蒸馏水 25 mL，煮沸，加蔗糖，不断搅拌，溶解后，趁热用脱脂棉过滤，自滤器上加适量热蒸馏水至 50 mL，搅匀，即得。

（3）用途

矫味，或供配制各种糖浆剂。

5. 硫酸亚铁糖浆的制备

（1）处方

	处方 1	处方 2
硫酸亚铁	1.5 g	1.5 g
枸橼酸	0.1 g	0.1 g
蒸馏水	5.0 mL	50.0 mL
薄荷醑	0.1 mL	0.1 mL
单糖浆	加至 50.0 mL	
蔗糖		41.25 g

（2）制法

处方 1：取枸橼酸溶于 5 mL 蒸馏水中，加入预先研细的硫酸亚铁，搅拌溶解、过滤，溶液与适量单糖浆混匀，滴加薄荷醑，边加边搅拌，再加单糖浆至 50.0 mL，搅匀，即得。

处方 2:取硫酸亚铁、枸橼酸、薄荷醑与蔗糖 10 g,加蒸馏水 25 mL,强烈振摇,溶解后反复过滤,至滤液澄明为止。加剩余的蔗糖与适量蒸馏水,使全量成 50 mL,搅拌,溶解后用纱布过滤,即得。

（3）用途

本品为抗贫血药,用于缺铁性贫血。

【实验结果】

观察并记录各溶液型液体制剂的外观性状(颜色、气味、澄清度等)。

【注意事项】

1. 碘有腐蚀性、挥发性,称量、制备、贮存时应注意选择适当条件。碘在水中的溶解度为 1∶2 950,加入 KI 生成的络合盐,易溶于水,并增加了其稳定性。

2. 制备复方碘溶液时应注意加入次序:先加入碘化钾溶解后再投入难溶性碘。

3. 溶解碘化钾时所用的蒸馏水控制为 1∶1,既能使碘化钾溶解,又能使碘化钾具有较高浓度,以利于碘的溶解。

4. 碘溶液为氧化剂,应贮存于密闭玻璃瓶内,不得与木塞、橡胶塞及金属塞接触。实验所得样品应统一回收。

5. 制备时滑石粉不宜过细,以免制出的溶液浑浊。过滤用脱脂棉不宜过多,但应做成棉球塞住漏斗颈部。脱脂棉用水湿润后,反复过滤,不换滤材。如系新鲜薄荷,可用水蒸气蒸馏法制备。可用增溶法配制薄荷水。

6. 硼砂易溶于热水,故先以热水溶解或加热溶解硼砂。但碳酸氢钠在 40 ℃以上易分解,因而应将硼砂溶液放冷后方可加入。

7. 制备单糖浆时,加热温度不宜过高(尤其是以直火加热),时间不宜过长,以防蔗糖焦化与转化而影响产品质量。投药瓶及瓶塞洗净后应干热灭菌。趁热灌装时,应将密塞瓶倒置放冷后再恢复直立,以防蒸汽冷凝成水珠存于瓶颈,致使糖浆发酵变质。本品应密封,在 30 ℃以下避光保存。糖浆用精制棉过滤速度较慢,可用棉垫(两层纱布之间夹一层棉花)或多层纱布过滤,增加接触面,提高滤速。

8. 硫酸亚铁置空气中吸潮后易被氧化生成黄棕色碱式硫酸铁,不能供药用,其反应的化学方程式如下:

$$4FeSO_4 + 2H_2O + O_2 \rightarrow 4Fe(OH)SO_4$$

其水溶液长期放置同样有此变化,故本品中所加枸橼酸的作用主要是使部分蔗糖转化成具有还原性的果糖和葡萄糖,以防止硫酸亚铁氧化变色。

【思考题】

1. 碘化钾在复方碘溶液处方中的作用是什么？制备本品应注意哪些问题？

2. 单糖浆配制时应注意哪些方面？

3. 为什么单糖浆中不用加防腐剂？用热溶法制备单糖浆有什么优点？

实验 2 胶体溶液剂的制备

【实验目的】

1. 掌握胶体药物的溶解特性和制备方法。
2. 掌握胶体溶液与溶液的区别。
3. 熟悉胶体分散系制剂的质量评定方法。

【实验原理】

胶体溶液型液体药剂是指某些固体药物以 1～100 nm 大小的质点分散于分散介质中形成的均相或非均相体系制剂。

由于胶体质点介于真溶液与混悬剂二者之间,因此胶体溶液既具有溶液的某些性质,又具有混悬剂的部分性质。但胶体溶液既不同于真溶液,也不同于混悬剂,它有其独特的溶胶特性。

溶胶特性有:(1)布朗运动,由于此种运动的存在,因此溶胶剂属动力学稳定体系。(2)丁达尔现象,溶胶剂中胶粒大小比自然光的波长小,光线通过溶胶剂时,有部分光被散射,从而在溶胶剂侧面能见到亮的光束的现象。(3)胶粒荷电,有利于胶溶剂的稳定性。(4)稳定性,溶胶剂中胶粒质点具有布朗运动是动力学稳定因素,胶粒质点分散度很大且又有凝结的趋势是热力学不稳定因素。任何电解质超过一定浓度时都能使溶胶剂发生凝结,但起主要作用的是电解质中的反离子,反离子价数越高,凝结能力越强。

溶胶剂的制备方法:(1)分散法,把粗分散物质分散成胶体的分散范围。(2)凝聚法,将分子或离子分散的物质结合成胶体分散范围,可分为物理凝聚法和化学凝聚法。

【实验材料】

仪器:烧杯、量筒、普通天平、水浴、玻璃漏斗等。

试剂:胃蛋白酶、5%羟苯乙酯醇溶液、苯甲酸、单糖浆、氯化钠、淀粉、对羟基苯甲酸乙酯、橙皮酊、琼脂、羧甲基纤维素钠、甘油、糖精钠、食用香精、盐酸、豆油、甲酚、氢氧化钠、蒸馏水等。

【实验方法】

1. 胃蛋白酶合剂的制备

(1)处方

胃蛋白酶(1∶3 000)	2.0 g
稀盐酸	2 mL
橙皮酊	5 mL
单糖浆	10 mL
苯甲酸	0.2 g
蒸馏水	加至 100 mL

(2)制法

取苯甲酸溶于橙皮酊后,缓缓加入约 80 mL 水中,搅匀,并加入糖浆和稀盐酸,搅匀,再将胃蛋白酶撒布在液面上,令其自然浸透后,轻轻搅拌使溶解,加水至足量,搅匀,即得。

（3）用途

本品系助消化药。胃蛋白酶为一种消化酶,能使蛋白质分解为蛋白胨。因其消化力以 pH 1.5～2.5 时最强,故常与稀盐酸配伍应用。橙皮酊为芳香性苦味健胃药,既是芳香矫味剂,又有一定的健胃作用。单糖浆为矫味剂。本品主要用于蛋白性食物吸收过多所致消化不良症以及病后恢复期消化机能减退等症。

2. 甲酚皂溶液(增溶法)的制备

（1）处方

	处方 1	处方 2
甲酚	25 mL	25 mL
豆油	8.65 g	
氢氧化钠	1.35 g	
软皂		25 g
蒸馏水加至	50 mL	50 mL

（2）制法

处方 1:取氢氧化钠,加蒸馏水 5 mL,溶解后,加豆油,置水浴上温热(60 ℃),不停地搅拌,至完全皂化,完全皂化特征为取该溶液 1 滴,加蒸馏水 9 滴,无油滴析出。完全皂化后加甲酚,搅拌均匀,放冷,再添加适量的蒸馏水使成 50 mL,搅匀,即得。

处方 2:将甲酚、软皂加入容器,加入适量蒸馏水,置水浴中温热,搅拌溶解,添加蒸馏水至 50 mL,搅匀,即得。

分别取处方 1 与处方 2 制得的成品 1 mL,各加蒸馏水稀释至 100 mL,观察并比较处方 1 与处方 2 所制的成品的外观形状以及加水以不同比例稀释后是否能得到澄清溶液。

3. 心电图导电胶的制备

（1）处方

氯化钠	180.0 g
淀粉	100.0 g
甘油	200.0 g
5％对羟基苯甲酸乙酯溶液	6.0 mL
纯化水	适量
共制	1 000 mL

（2）制法

取氯化钠溶于适量水中,加入对羟基苯甲酸乙酯(又名"羟苯乙酯")溶液(5％)加热至沸,另取淀粉用少量冷水调匀,将上述氯化钠溶液趁热缓缓加入制成糊状,加入甘油,再加水至 1 000 mL,搅匀,分装,即得。

（3）用途

供心电图及脑电图检查时电极导电用,局部涂擦。

4. 羧甲基纤维素钠胶浆(B 超耦合剂)的制备

(1) 处方

① 处方 1

羧甲基纤维素钠	0.5 g
琼脂	0.5 g
糖精钠	0.05 g
纯化水	q. s
共制	100 mL

② 处方 2

羧甲基纤维素钠	2.5 g
甘油	30.0 mL
羟苯乙酯乙醇溶液(5%)	2.0 mL
香精	q. s
纯化水	q. s
共制	100.0 mL

(2) 制法

处方 1:取羧甲基纤维素钠分次撒布于盛有适量蒸馏水(约 40 mL)的烧杯中,先让其自然溶胀,然后稍加热使其完全溶解。另取琼脂加蒸馏水(约 40 mL)浸泡使其溶胀,加热煮沸数分钟,使琼脂溶解。两液合并,趁热过滤,再加入糖精钠、热蒸馏水至全量,搅匀,即得。

处方 2:取羧甲基纤维素钠分次加入 50 mL 热纯化水中,轻加搅拌使其溶解,然后加入甘油、羟苯乙酯乙醇溶液(5%)、香精,最后添加纯化水至 100 mL,搅匀,即得。

(3) 用途

本品为润滑剂,用于腔道、器械检查或查肛时起润滑作用。

(4) 用法与用量

取本品适量涂于器械表面或顶端。

【注意事项】

1. 本处方所用胃蛋白酶消化力为 1∶3 000,若用其他规格的应进行折算。胃蛋白酶活性要求的最适 pH 在 1.5～2.5 之间,过高或过低都降低活性或完全失活。故配制时稀盐酸一定要先稀释。胃蛋白酶为胶体物质,溶解时,应撒布于液面,使其充分吸水膨胀,再缓缓搅匀。温度过高(40 ℃左右)也易失活,故不宜用热水。本品在贮存中受多种因素影响,活性易降低或消失,不宜久贮,不宜大量配制,不宜剧烈振摇。

2. 羧甲基纤维素钠为白色纤维状粉末或颗粒,无臭,在冷、热水中均能溶解,但在冷水中溶解缓慢,不溶于一般有机溶剂。配制时,羧甲基纤维素钠如先用少量乙醇湿润,再按上法溶解则更为方便。羧甲基纤维素钠遇阳离子型药物及碱土金属、重金属盐能发生沉淀,故不能使用季铵盐类和汞类防腐剂。本品在 pH 5～7 时黏度最高,当 pH 低于 5 或高于 10 时黏度迅速下降,一般选 pH 为 6～8。甘油可以起保湿、增稠和润滑作用。

【思考题】

1. 何谓增溶? 以甲酚皂溶液为例说明增溶机制。
2. 写出皂化化学反应式,甲酚皂溶液制备时加速皂化反应的方法有哪些?

实验 3　混悬剂的制备

【实验目的】

1. 掌握混悬液型液体制剂的一般制备方法。
2. 熟悉混悬剂的质量评定方法。
3. 熟悉助悬剂、润湿剂、絮凝剂与反絮凝剂的作用。

【实验原理】

混悬剂系指难溶性固体药物以微粒状态分散于液体分散介质中形成的非均相液体制剂,属于粗分散体系。混悬剂中微粒大小一般在 0.1～10 μm 之间,有的可达 50 μm 或更大。混悬剂属于热力学不稳定的粗分散体系,所用分散介质多为水,也可用植物油。混悬剂可供口服、局部外用和注射用。

优良的混悬剂药物颗粒细微、分散均匀、沉降缓慢,沉降后的微粒不结块,稍加振摇即能均匀分散,贮存期间粒子大小保持不变,黏度适宜,易倾倒,且不沾瓶壁。

1. 混悬剂的稳定剂

混悬剂的物理不稳定性包括微粒的沉降、微粒的成长与晶型转变、微粒间的斥力和范德华引力、微粒的荷电与水化作用等。为改善混悬剂的稳定性,制备过程中常需在混悬剂中加入如下三类稳定剂:

(1) 助悬剂　可增大介质黏度,降低微粒聚集速度;或被药物微粒表面吸附,形成保护膜,防止微粒间聚集或晶型转变;或使混悬剂具有触变性,增加稳定性。如助悬剂羧甲基纤维素钠等除使分散介质黏度增加外,还能形成一个带电的水化膜包在微粒表面,防止微粒聚集。

(2) 絮凝剂和反絮凝剂　使微粒间的斥力和引力保持一定的平衡,形成疏松的絮状沉淀,其沉降体积大,不结块,重分散性好。某些有临床特殊要求的混悬剂,其混悬粒子应细腻无絮凝,以免影响诊断的准确性,为此可加电解质减少絮凝,称为反絮凝。絮凝剂和反絮凝剂一般为电解质。

(3) 润湿剂　常用 Tween 类、Span 类、Poloxamer 等表面活性剂。

2. 混悬剂的配制要点

混悬剂的制备方法有分散法(如研磨粉碎)和凝聚法(微粒结晶法和化学反应法)。混悬剂的一般配制要点如下:

(1) 固体药物要研细、过筛。分散法制备混悬剂通常先干研至一定程度,再加液研磨。亲水性药物加入蒸馏水或亲水性胶体,疏水性药物可加入亲水性胶体或表面活性剂进行研磨。加入定量是关键,通常取药物 1 份加液体 0.4～0.6 份研磨,同时加入适量润湿剂,能产生很好的分散效果。

（2）用改变溶剂性质析出沉淀的方法制备混悬剂时，应将醇性制剂（如酊剂、醑剂、流浸膏剂）以细流缓缓加入水性溶液中，并快速搅拌。溶剂改变的速度愈剧烈，析出的沉淀愈细。

（3）采用高分子助悬剂作稳定剂，先将这些高分子物质配制成一定浓度的胶浆使用。

（4）处方中有盐类物质时，宜先制成稀溶液再加入，防止发生脱水作用。

（5）装药瓶不宜盛装太满，应留适当空间以便于用前摇匀。应加贴印有"用前摇匀"或"服前摇匀"字样的标签。

【实验材料】

1. 仪器：乳钵、量筒、烧杯、普通天平等。

2. 试剂：炉甘石、氧化锌、甘油、硫酸钡、硫黄、西黄蓍胶、乙醇、液化酚、羧甲基纤维素钠、樟脑醑、硫酸锌、5％苯扎溴铵溶液、三氯化铝、沉降硫、聚山梨酯80、枸橼酸钠、纯化水等。

【实验方法】

1. 药物亲水疏水性的观察

取试管加少量蒸馏水，分别加入少许氧化锌、硫酸钡、硫黄、炉甘石、樟脑等粉末，观察与水接触的现象。分辨哪些是亲水性的，哪些是疏水性的，记录在报告本上。

2. 炉甘石洗剂的制备

（1）处方（见表4-1）

表4-1　炉甘石洗剂处方

	1	2	3	4	5	6
炉甘石/g	3.0	3.0	3.0	3.0	3.0	3.0
氧化锌/g	1.5	1.5	1.5	1.5	1.5	1.5
液化酚/g	0.15	0.15	0.15	0.15	0.15	0.15
甘油/g	1.5	1.5	1.5	1.5	1.5	1.5
西黄蓍胶/g	0.15					
羧甲基纤维素钠/g		0.15				
聚山梨酯80/g			0.6			
三氯化铝/g				0.036		
枸橼酸钠/g					0.15	
蒸馏水加至/mL	30	30	30	30	30	30

（2）制法

① 分别制备各处方的稳定剂

处方1：取西黄蓍胶 0.15 g，加乙醇数滴润湿均匀，加蒸馏水 20 mL 于研钵中，研成 0.5％的胶浆。

处方2：称取羧甲基纤维素钠（CMC-Na）0.15 g，加蒸馏水 20 mL，加热溶解而成胶浆。

处方3：称取聚山梨酯80（Tween-80）配成 10％的水溶液，备用，取用 6 mL。

处方4:三氯化铝配成0.36%水溶液,备用,取用10 mL。

处方5:枸橼酸钠0.15 g加蒸馏水10 mL溶解,备用。

处方6:不加稳定剂。

② 称取处方量过100目筛的炉甘石、氧化锌于研钵中,按各号处方加入蒸馏水或者稳定剂溶液研成糊状,再加处方量液化酚、甘油研匀,最后加水至足量,研磨均匀即得1～6号处方洗剂,6号为对照管(不加稳定剂)。

③将以上6个处方的洗剂分别倒入6个有刻度的量筒或试管中,塞住管口,同时振摇相同次数,分别放置5～120 min,记录各个时间的沉降体积或高度,H_0为最初总高度(体积),H为放置后的沉淀高度(体积),计算各个放置时间的沉降体积比,$F = H/H_0$,将结果填于表格4-3中。

④实验最后将试管倒置翻转(即±180°为翻转一次),记录放置2 h后使试管底部沉降物分散完全的翻转次数。

(3) 作用与用途

保护皮肤、收敛、消炎,用于皮肤炎症,如丘疹、亚急性皮炎、湿疹、荨麻疹。

(4) 用法与用量

用前摇匀,外用、局部涂抹。

3. 复方硫(黄)洗剂的制备

(1) 处方(见表4-2)

表4-2 复方硫(黄)洗剂的处方

	处方1	处方2	处方3
硫酸锌/g	1.5	1.5	1.5
沉降硫/g	1.5	1.5	1.5
樟脑醑/mL	12.5	12.5	12.5
甘油/mL	5	5	5
5%苯扎溴铵溶液/mL		0.4	
聚山梨酯80/mL			0.3
蒸馏水加至/mL	50	50	50

(2) 制法

处方1:取沉降硫置乳钵中加甘油研匀,缓缓加硫酸锌水溶液(将硫酸锌溶于25 mL水中滤过)研匀,然后缓缓加入樟脑醑,随加随研,最后加纯化水至50 mL,研匀,即得。

处方2:取沉降硫置乳钵中加甘油和5%苯扎溴铵溶液研匀,缓缓加硫酸锌水溶液(将硫酸锌溶于25 mL水中滤过)研匀,然后缓缓加入樟脑醑,随加随研,最后加纯化水至50 mL,研匀,即得。

处方3:同处方2,唯5%苯扎溴铵溶液改为聚山梨酯80。

(3) 作用与用途

保护皮肤、抑制皮脂分泌、轻度杀菌与收敛,用于干性皮脂溢出症、痤疮等。

（4）用法与用量

用前摇匀，局部涂抹。

【实验记录】

1. 记录亲水性药物与疏水性药物观察判断所得的实验结果。

2. 炉甘石洗剂

（1）制备炉甘石洗剂，比较不同稳定剂的作用，将实验结果填于表4-3。

表4-3　不同时间沉降体积比

时间/min	1	2	3	4	5	6
5						
10						
20						
30						
60						
120						
振摇次数						

（2）根据表4-3数据，以沉降体积比为纵坐标，时间为横坐标，绘制炉甘石洗剂各处方的沉降曲线，得出结论。

（3）用恩格拉黏度计测定200 mL样品射流所需时间，比较不同处方制剂的流动性（同组4份样品混合后测定）。

3. 复方硫（黄）洗剂：记录硫黄洗剂各处方样品质量情况，讨论不同润湿剂的润湿效果。

【注意事项】

1. 炉甘石洗剂配制不当或助悬剂使用不当，不易保持良好的悬浮状态，重分散性差，且涂用时会有沙砾感。改进措施有：加入高分子物质（如纤维素类衍生物等）作助悬剂；控制絮凝，加入三氯化铝作絮凝剂或与新洁尔灭合用，采用枸橼酸钠作为反絮凝剂。

2. 炉甘石、氧化锌为亲水性药物，可被水润湿，先加入适量甘油研磨成糊状，使粉末在水中分散，可防止颗粒聚集，振摇时易于悬浮。

3. 炉甘石洗剂中的炉甘石和氧化锌带负电，加入少量 $AlCl_3$ 中和部分电荷，使炉甘石、氧化锌絮凝沉降，从而防止结块，改善分散性。

4. 硫黄的选用：硫黄有升华硫、精制硫和沉降硫三种，其中沉降硫颗粒最细，故本品选用沉降硫。硫黄为疏水性强的物质，不易被水润湿，且表面吸附有空气，给制备混悬剂带来困难。但硫黄能被甘油所润湿，故应加入润湿剂甘油，充分研磨，使其吸附于微粒表面，增加亲水性，利于硫黄的分散。樟脑醑中含有乙醇，能使硫黄润湿，故亦可将硫黄先用樟脑醑润湿。

5. 加入樟脑醑时，应以细流慢慢加入水中并急速搅拌，以防止樟脑醑因骤然改变溶媒而析出大颗粒。

【思考题】

1. 比较炉甘石洗剂、复方硫（黄）洗剂制备方法有何不同，并分析其原因。

2. 根据 Stokes 定律并结合处方分析影响混悬剂稳定性的主要因素有哪些,应采取哪些措施增强混悬剂的稳定性?

3. 优良的混悬剂应达到哪些质量要求?

4. 混悬剂的制备方法有哪几种? 亲水性药物与疏水性药物在制备混悬液时有什么不同?

实验 4　乳剂的制备

【**实验目的**】

1. 掌握乳剂的一般制备方法。

2. 掌握乳剂类型的鉴别方法,比较不同方法制备乳剂的液滴粒度大小、均匀度及其稳定性。

3. 熟悉测定油乳化所需亲水亲油平衡值 HLB 值的方法。

【**实验原理**】

乳剂,系指两种互不相溶的液体混合,其中一种液体以液滴状态分散于另一种液体中形成的非均相分散体系。形成液滴的一相称为内相、不连续相或分散相,而包在液滴外面的一相则称为外相、连续相或分散介质。分散相的直径一般在 $0.1\sim10\ \mu m$ 之间。乳剂属热力学不稳定体系,须加入乳化剂使其稳定。乳剂可供内服、外用,经灭菌或无菌操作法制备的乳剂也可供注射用。乳剂因内、外相不同,分为水包油(O/W)型和油包水(W/O)型等类型,可用稀释法和染色镜检等方法进行鉴别。

乳剂是一种动力学及热力学不稳定的分散体系,为提高稳定性,其处方中除分散相和连续相外还加入乳化剂,并且需在一定的机械力作用下进行分散。乳化剂的稳定机制是通过在分散液滴表面形成单分子膜、多分子膜、固体粉末膜等界面膜,降低了界面张力,防止液滴相遇时发生合并。乳化剂类型有表面活性剂(阴离子型乳化剂、非离子型乳化剂、两性离子型乳化剂)、天然乳化剂(如阿拉伯胶、西黄蓍胶、明胶等)、固体粉末乳化剂[如 $Mg(OH)_2$、$Al(OH)_3$、$Ca(OH)_2$ 等]和辅助乳化剂(如十八醇、单硬脂酸甘油酯、硬脂酸等)。

乳剂的制备方法有油中乳化剂法(干胶法)、水中乳化剂法(湿胶法)及新生皂法等。通常小量制备时,可在乳钵中研磨制得或在瓶中振摇制得。如以阿拉伯胶作乳化剂,常采用干胶法和湿胶法。工厂大量生产多采用乳匀机、高速搅拌器、胶体磨制备。

乳化剂通常为表面活性剂,分子中亲水亲油基团对水和油的综合亲和力可以用 HLB 值表示。HLB 值高者,亲水基团的作用较强,即亲水性较强,反之亲水性较弱。另外各种油被乳化生成某种类型乳剂所要求的 HLB 值并不相同,只有当乳化剂的 HLB 值适应被乳化油的要求,生成的乳剂才稳定。然而由于用一种乳化剂时往往难以达到这种要求,故通常将两种以上的乳化剂混合使用。每种乳化剂都有其固定的 HLB 值,一般 8～18 为适合制备 O/W 型乳剂,3～8 为适合制备 W/O 型乳剂。被乳化的油所需的 HLB 值与乳化剂的 HLB 值越接近乳剂越稳定。本实验应用乳化法测定鱼肝油所需 HLB 值。其方法是将两种已知 HLB 值的乳化剂以不同质量比配成具有不同 HLB 值的混合乳化剂,再分别与植物油制成一系列乳剂,在室温或加速实验条件下,观察分散液滴的分散度或乳析速度。将稳定性最佳的乳剂所用乳化剂的 HLB 值定为乳剂所需的 HLB 值。

【**实验材料**】

1. 仪器:乳钵、具塞量筒(25 mL)、显微镜、普通天平等。
2. 试剂:液体石蜡、植物油、5％尼泊金乙酯醇溶液、糖精钠溶液、氢氧化钙溶液、乙醇、苯甲酸钠、阿拉伯胶、西黄蓍胶、吐温 80、司盘 80、蒸馏水等。

【**实验方法**】

1. 液体石蜡乳的制备
(1)处方

液状石蜡	6 mL
阿拉伯胶	2 g
5％尼泊金乙酯醇溶液	0.05 mL
1％糖精钠溶液	0.003 g
香精	适量
纯化水	加至 15 mL

(2)制法

① 干胶法(干法):将阿拉伯胶分次加入液状石蜡中研匀,加纯化水 4 mL,研至发出噼啪声,即成初乳。再加5％尼泊金乙酯醇溶液,加剩余纯化水适量研匀,再加糖精钠溶液和香精,共制 15 mL。

② 湿胶法:取纯化水 4 mL 置乳钵中,加 2 g 阿拉伯胶粉研成胶浆。再分次加入 6 mL 液状石蜡,边加边研磨至初乳形成,接着加5％尼泊金乙酯醇溶液,再加剩余纯化水研匀后加糖精钠溶液和香精,共制成 15 mL,即得。

(3)用途

本品为轻泻剂。用于治疗便秘,特别适用于高血压、动脉瘤及手术后便秘的病人,可以减轻排便用力的痛苦。

2. 石灰搽剂的制备
(1)处方

氢氧化钙溶液	10 mL
花生油	10 mL

(2)制法

新生皂法:取两种药物在乳钵中研磨,即得。

(3)用途

用于轻度烫伤。

3. 鱼肝油乳剂的制备
(1)处方

鱼肝油	10 mL
阿拉伯胶(细粉)	2.5 g
西黄蓍胶(细粉)	0.14 g
蒸馏水	加至 20 mL

（2）制法

① 干法：按油：水：胶为 4：2：1 的比例，将油与胶轻轻混合均匀，一次加入水，向一个方向不断研磨，直至稠厚的乳白色初乳生成为止（有噼啪声），再加水稀释研磨至足量。

② 湿法：胶与水先研成胶浆，加入西黄蓍胶浆，然后边加油边研磨至初乳生成，再加水稀释至足量，研匀，即得。

（3）用途

用于预防和治疗成人维生素 A 和 D 缺乏症。

4. 乳化植物油所需 HLB 值的测定

（1）处方

植物油	25.0 mL
混合乳化剂（吐温 80 与司盘 80）	5 g
蒸馏水	加至 50 mL

（2）测定方法

① 用司盘 80（HLB 值为 4.3）、吐温 80（HLB 值为 15.0）配成 6 种混合乳化剂各 5 g，使其 HLB 值分别为 4.6、5.8、8.2、9.8、13.2、14.0。计算各单个乳化剂的用量，填入表 4-4 中。

表 4-4　混合乳化剂中单个乳化剂用量

乳化剂	混合乳化剂 HLB 值					
	4.6	5.8	8.2	9.8	13.2	14.0
吐温 80/g						
司盘 80/g						

② 取 6 支具塞刻度试管，各加入植物油 10 mL，再分别加入上述不同 HLB 值的混合乳化剂各 1.0 g，然后加蒸馏水至 20 mL，加塞，在手中振摇 2 min，即成乳剂。在放置 5 min、10 min、30 min 和 60 min 后，分别测量其水层高度，记录于表 4-5 中，并判断哪一处方较稳定，由此而得知乳化植物油所需 HLB 值。

表 4-5　乳剂稳定性数据（水层高度，mm）

处方号	HLB 值	放置时间/min			
		5	10	30	60
1	4.6				
2	5.8				
3	8.2				
4	9.8				
5	13.2				
6	14.0				

【实验结果】

1. 乳剂类型的鉴别

（1）染色法　将上述三种乳剂涂在载玻片上，加油溶性苏丹红染色，镜下观察。另用水溶性亚甲蓝染色，同样镜检，判断乳剂的类型。

（2）稀释法　取试管两支，分别加入鱼肝油乳剂、液状石蜡乳剂和石灰搽剂各一滴，加水约 5 mL，振摇或翻转数次。观察是否能混匀，并根据实验结果判断乳剂类型。

将液状石蜡乳剂、石灰搽剂和鱼肝油乳剂类型鉴别结果记录于表 4-6 中。

表 4-6　乳剂类型鉴别结果

乳剂	液状石蜡乳剂		石灰搽剂		鱼肝油乳剂	
	内相	外相	内相	外相	内相	外相
苏丹红						
亚甲蓝						

乳剂类型：液状石蜡乳剂为_____型；石灰搽剂为_____型；鱼肝油乳剂为_____型。

2. 稳定性的考察

将液状石蜡乳剂、石灰搽剂和鱼肝油乳剂稳定性考察结果记录于表 4-7 中。

表 4-7　乳剂稳定性考察结果

制剂	离心法	快速加热实验	冷藏法
液状石蜡乳剂			
石灰搽剂			
鱼肝油乳剂			

【注意事项】

1. 液体石蜡乳剂系 O/W 型乳剂，在制备初乳时，添加的水量不足或加水过慢时，易形成 W/O 型初乳，且难以转变成 O/W 型乳剂，形成后亦易破裂。初乳中如果添加水量过多，因外相水液黏度较低，不能将油较好地分散成油滴，制成的乳剂也不稳定和易于破裂。故操作上应遵守用干胶法制备初乳的要求，所需用水需一次加入。

2. 干法应选用干燥乳钵，量器分开。研磨时不能停止，也不能改变方向。乳剂制备必须先制成初乳后，方可加水稀释。选用粗糙乳钵，杵棒头与乳钵底接触好。可加矫味剂及防腐剂。

3. 测定植物油乳化所需 HLB 值时，6 支具塞刻度试管在手中振摇时，振摇的强度要一致。

【思考题】

1. 简述干、湿法制备初乳的操作要点。

2. 乳剂的类型主要取决于哪些因素？

3. 分析本实验中各处方中各种组分的作用。

4. 测定油的乳化所需 HLB 值有何实际意义？

实验 5　散剂、胶囊剂的制备

【实验目的】

1. 掌握固体粉末的研磨、混合、过筛等基本操作及常用器具的正确使用。

2. 掌握散剂制备工艺过程。

3. 掌握含小剂量药物及共熔成分等特殊类型散剂的制备方法。

4. 熟悉等量递增的混合方法与散剂的常规检查方法。

5. 掌握硬胶囊剂的手工填充方法。

【实验原理】

散剂系指药物或与适宜辅料经粉碎、均匀混合而制成的干燥粉末状制剂，供内服或局部用。内服散剂一般溶于或分散于水或其他液体中服用，亦可直接用水送服。局部用散剂可供皮肤、口腔、咽喉、腔道等处应用。专供治疗、预防和润滑皮肤为目的的散剂亦可称撒布剂或撒粉。

制备散剂的一般工艺流程为：处方拟订→物料准备→粉碎→过筛→混合→分剂量→质量检查→包装。制备过程中应能灵活地运用粉碎、过筛及混合等药剂学的基本操作。在掌握一般制备流程的基础上，要会处理含小剂量药物、共熔性成分、浸膏等处方组成的较特殊的散剂制备中的有关问题。

常用的粉碎器械有流能磨、球磨机、粉碎机、研钵等，小量粉碎常用研钵。药物的细度要求与药物性质和给药方式等有关，一般难溶性药物、治疗胃溃疡的不溶性药物及外用散剂要求粉碎度细些，而苦味的药物及在胃肠道不稳定的药物不宜粉碎得过细。粉碎后的药物应过筛，以得到粒度适当、均匀的粉末。一般散剂中的药物均应过 6 号筛（100 目），儿科或外科用散剂应通过 7 号筛（120 目）。

1. 操作要点

（1）称取　正确选择天平，掌握各种结聚状态的药品的称重方法。

（2）粉碎　是制备散剂和有关剂型的基本操作。要求学生根据药物的理化性质、使用要求，合理地选用粉碎工具及方法。

（3）过筛　掌握基本方法，明确过筛操作应注意的问题。

（4）混合　混合是制备散剂的重要工艺过程，常用的混合方法有搅拌混合、研磨混合及过筛混合等。混合的均匀与否直接影响药物剂量的准确性和外观及疗效的好坏，而散剂中各组分的比例、粉碎度、混合时间及混合方法等均影响混合的均匀性。

2. 混合时的注意点

（1）散剂中各组分比例相差悬殊时，应采用等量递加法进行混合。

（2）剧毒药物剂量小，应添加一定比例的稀释剂，制成倍散。

（3）含有少量液体成分时，应以少量吸收剂吸收后再与其他组分混合。

（4）堆密度小的组分应先加入，再加堆密度大的组分混合。

（5）含共熔成分的散剂，若共熔后不影响药效，可先共熔后再与其他固体组分混合。

3. 包装

学会分剂量散剂包五角包、四角包、长方包等包装方法。

4. 散剂、胶囊剂的质量检查

质量检查应根据药典规定进行。

散剂的质量检查主要有药物含量、水分、含量均匀度及装量差异等项目。

胶囊剂是指将药物或加有辅料充填于空心胶囊或软质囊材中的制剂。一般供口服，也有用于其他部位的，如直肠、阴道、皮下植入等。空胶囊多以明胶为原料制成，现在也用甲基纤维素、海藻酸钙（或钠）盐、聚乙烯醇、变性明胶及其他高分子材料以改变胶囊剂的溶解性能。

从胶囊软硬的角度来分，分为硬胶囊剂、软胶囊剂、肠溶胶囊剂；从药物释放快慢的角度来分，可分为速释胶囊剂、缓释胶囊剂与控释胶囊剂。

硬胶囊剂系指药物盛装于硬质空胶囊中制成的固体制剂。硬胶囊剂的制备工艺流程：空胶囊的制备→药物的处理→药物的填充→胶囊的封口→除粉和磨光→质检→包装。

硬胶囊中的药物可以是纯药物，也可根据药物的性质及制备工艺要求加入适当的辅料，以改善药物的稳定性、溶出速率、引湿性、流动性等性质。药物的填充形式包括粉末、颗粒、微丸等，填充方法有手工填充和机械灌装两种。硬胶囊剂制备的关键在于药物的填充，以保障药物剂量均匀，装量差异合乎要求。

药物的流动性是影响填充均匀性的主要因素，对于流动性差的药物，需加入适宜辅料或制成颗粒以增加流动性，减少分层。本次实验采用湿法制粒，采用胶囊板手工填充，将药物颗粒装入胶囊中即得。

胶囊剂的质量检查主要有外观、装量差异、崩解时限、水分含量等项目。

【实验材料】

1. 仪器：普通天平、研钵、药筛、塑料袋、放大镜、分析天平、洁净的纱布、空胶囊、胶囊板、万用电炉（1 000 W）、水浴锅（15 cm）、搪瓷方盘（30 cm×40 cm）、电热恒温干燥箱（450 mm×550 mm× 550 mm，鼓风式）、水分快速测定仪（SCT-3）、片剂崩解仪等。

2. 试剂：氯化钠、氯化钾、碳酸氢钠、葡萄糖、枸橼酸钠、薄荷脑、樟脑、氧化锌、硼酸、1%（质量分数）胭脂红乳糖、乳糖、硫酸阿托品、滑石粉、香精、颠茄浸膏、双氯灭痛、淀粉等。

【实验方法】

1. 普通固体药物散剂的制备

以口服补液盐散剂的制备为例。

（1）处方

处方 1（复方氯化钠散）

A包		B包	
氯化钠	3.5 g	氯化钾	1.5 g
葡萄糖	22 g	碳酸氢钠	2.5 g
制成1包		制成1包	

处方2(复方枸橼酸钠散)

氯化钠	3.5 g
氯化钾	1.5 g
枸橼酸钠	2.9 g
葡萄糖(无水)	20.0 g
制成1包	

(2) 制法

① 处方1:取葡萄糖、氯化钠研成细粉,混匀,分装于大塑料袋中。另取氯化钾、碳酸氢钠粉碎成细粉,分装于小塑料袋中。将大小塑料袋同装于1包,即得。

② 处方2:取以上四种药物,分别研细,混合均匀,制成1包即得。

(3) 作用与用途

本品可补充体内电解质和水分,维持体内水和电解质的平衡,用于腹泻、呕吐等引起的轻度或中度脱水。用时取1包加1 000 mL温开水,溶解后口服。轻度脱水以50 mL/kg体重的用量,于4~6 h内服完;中度脱水以80~100 mL/kg体重的用量,于4~6 h内服完。脱水得到纠正,腹泻停止后,应停服。

2. 含小剂量药物散剂的制备

以硫酸阿托品百倍散剂的制备为例。

(1) 处方

硫酸阿托品	1.0 g
1%(质量分数)胭脂红乳糖	0.5 g
乳糖	加至100 g

(2) 制法

先研磨乳糖使乳钵内壁饱和后倾出,将硫酸阿托品与胭脂红乳糖置乳钵中研和均匀,再按等量递加的混合原则逐渐加入所需量的乳糖,充分研和,待全部色泽均匀即得。

(3) 用途

本品为抗胆碱药,用于解除平滑肌痉挛,抑制腺体分泌,散大瞳孔。本品常用于胃肠道、肾、胆绞痛。一次极量为1 mg,一天极量为3 mg。

3. 含共熔成分散剂的制备

以痱子粉的制备为例。

(1) 处方

薄荷脑	0.3 g
樟脑	0.3 g
麝香草酚	0.3 g
薄荷油	0.3 mL
水杨酸	0.57 g
硼酸	4.25 g
升华硫	2.0 g
氧化锌	3.0 g
淀粉	5.0 g
滑石粉	加至 50.0 g

（2）制法

取薄荷脑、樟脑、麝香草酚研磨至全部液化，并与薄荷油混合。另将升华硫、水杨酸、硼酸、氧化锌、淀粉、滑石粉研磨混合均匀，过 120 目筛。然后将共熔混合物与混合的细粉研磨混匀或将共熔混合物喷入细粉中，过筛，即得。将 25 g 痱子粉用目测法分成 10 包，用四角包包装。

（3）用途

本品有收敛、止痒及吸湿等作用，用于痱子、汗疹等。洗净患处，撒布用。

4. 中药散剂——冰硼散的制备

（1）处方

冰片	1.0 g
硼砂	10.0 g
朱砂	1.2 g
玄明粉	10.0 g

（2）制法

取朱砂以水飞法粉碎成细粉，干燥后备用。另将硼砂研细，并与研细的冰片、玄明粉混匀，然后将朱砂与上述混合粉末按套色法研磨混匀，过七号筛即得。

（3）用途

本品具有清热解毒、消肿止痛的功效，用于咽喉、牙龈肿痛、口舌生疮等。

5. 胶囊剂的制备

（1）选适宜的药粉及硬胶囊练习填充（每组 20 粒）

① 空胶囊的规格与选择：空胶囊有 8 种规格，其编号、质量、容积见表 4-8。由于药物填充多用容积控制，而各种药物的密度、晶型、细度以及剂量不同，所占的体积也不同，故必须选用适宜大小的空胶囊。一般凭经验或试装来决定。

表 4-8　空心胶囊的编号、质量和容积

编号	000	00	0	1	2	3	4	5
质量/mg	162	142	92	73	53.3	50	40	23.3
容积/mL	1.37	0.95	0.68	0.50	0.37	0.30	0.21	0.13

② 手工填充药物：先将固体药物的粉末置于纸或玻璃板上，厚度约为下节胶囊高度的 1/4～1/3，然后手持下节胶囊，口向下插入粉末，使粉末嵌入胶囊内，如此压装数次至胶囊被填满，使达到规定质量，将上节胶囊套上。在填装过程中所施压力应均匀，并应随时称重，使每一胶囊装量准确。

（2）双氯灭痛胶囊剂的制备

① 处方

双氯灭痛（双氯芬酸钠）　　3.75 g

10% 淀粉浆　　　　　　　　　适量

淀粉　　　　　　　　　　　　30.0 g

② 制法

（a）颗粒的制备　将主药双氯灭痛研磨成粉末状，过 80 目筛，与淀粉混匀，以 10% 淀粉浆制软材，将软材过 20 目筛制湿颗粒，将湿颗粒于 60～70 ℃烘干，干颗粒用 20 目筛整粒，即得。

（b）硬胶囊的填充　采用有机玻璃制成的胶囊板填充。板分上下两层，上层有数百孔洞。先将囊帽、囊身分开，囊身插入胶囊板孔洞中，调节上下层距离，使胶囊口与板面相平。将颗粒铺于板面，轻轻振动胶囊板，使颗粒填充均匀。填满每个胶囊后，将板面多余颗粒扫除，顶起囊身，套合囊帽，取出胶囊，即得。

③ 用途

本品可用于急慢性风湿性关节炎或类风湿性关节炎、急慢性骨关节炎、急慢性强直性脊椎炎等，也可用于痛经。

6. 散剂的质量检查

（1）外观均匀度　取供试品适量，置光滑纸上，平铺约 5 cm²，将其表面压平，在亮处观察，应呈现均匀的色泽，无花纹与色斑。

（2）装量差异　单剂量、一日剂量包装的散剂，装量差异限度应符合表 4-9 的规定。

表 4-9　散剂装量差异限度

标示装量	装量差异限度
0.10 g 或 0.10 g 以下	±15%
0.10 g 以上至 0.30 g	±10%
0.30 g 以上至 1.50 g	±7.5%
1.50 g 以上至 6.0 g	±5%
6.0 g 以上	±5%

检查法：取供试品 10 包（瓶），除去包装，分别精密称定每包（瓶）内容物的质量，每包（瓶）与标示量相比应符合规定，超出装量差异限度的散剂不得多于 2 包（瓶），并不得有 1 包（瓶）超出装量差异限度的 1 倍。

7. 胶囊剂的质量检查

（1）外观　表面光滑、整洁，不得粘连、变形和破裂，无异臭。

（2）装量差异检查　符合表 4-10 的规定。

表 4-10　胶囊剂装量差异限度

平均装量	装量差异限度
小于 0.3 g	±10%
大于或等于 0.3 g	±7.5%

检查方法：取供试品 20 粒，分别精密称定质量后，倾出内容物（不能损失囊壳），硬胶囊壳用小刷或其他适宜的用具（如棉签等）拭净，再分别精密称定囊壳质量，求得每粒内容物装量与平均装量。每粒装量与平均装量相比较，超出装量差异限度的胶囊不得多于 2 粒，并不得有 1 粒超出装量差异限度的 1 倍。

（3）崩解时限　崩解系指固体制剂在检查时限内全部崩解溶散或成碎粒，除不溶性包衣材料或破碎的胶囊壳外，应通过筛网。凡规定检查溶出度、释放度或融变时限的制剂，不再进行崩解时限检查。根据《中国药典》（2020 年版）规定，硬胶囊剂的崩解时限为 30 min。

检查方法：将吊篮通过上端的不锈钢轴悬挂于金属支架上，浸入 1 000 mL 烧杯中，并调节吊篮位置使其下降时筛网距烧杯底部 25 mm，烧杯内盛有温度为（37±1）℃的水，调节水位高度使吊篮上升时筛网在水面下 15 mm 处。

除另有规定外，取供试品 6 粒，按照片剂崩解时限项下方法检查，各粒均应在 30 min 内全部崩解并通过筛网（囊壳碎片除外）。如有 1 粒不能全部通过，应另取 6 粒复试，均应符合规定。

【实验结果】

将以上制剂检查结果记录于表 4-11 和表 4-12 中。

表 4-11　散剂质量检查结果

制剂	外观	均匀度	装量差异
复方氯化钠散			
复方枸橼酸钠散			
硫酸阿托品百倍散			
痱子粉			
冰硼散			

表 4-12 胶囊剂质量检查结果

制剂	外观	装量差异	崩解时限
双氯灭痛胶囊			

【注意事项】

1. 称微量药物应选用 1‰感量的天平。如果主药属于毒性药品,剂量要求严格,那么需用重量法分剂量。

2. 用玻璃乳钵研和,先用少许赋形剂饱和乳钵表面自由能,再将其余赋形剂与主药按等量递加稀释法研和均匀。乳钵用后,充分洗净,以免残留污染其他药品。

3. 如果处方中成分较多,应按处方药品顺序将药品称好。

4. 局部用散剂应为极细粉,一般以能通过八号至九号筛为宜。敷于创面及黏膜的散剂应经灭菌处理。

5. 胶囊制备过程中必须保持清洁,玻璃板、药匙、指套等用前须用酒精消毒。为了上下节封严粘密,可在囊口蘸少许 40%乙醇套上封口。

【思考题】

1. 含小剂量药物的散剂制备时应注意什么?

2. 何谓共熔物?含共熔成分的散剂是否都采取共熔方法制备?

3. 胶囊剂有哪几类?有何不同?分别适用于哪些药物?

实验 6 颗粒剂的制备

【实验目的】

1. 通过实验掌握颗粒剂的制备方法。

2. 熟悉颗粒剂的质量检查方法。

【实验原理】

颗粒剂系指药物与适宜的辅料制成的具有一定粒度的干燥颗粒状制剂,粉末状或细粒状的称细粒剂。颗粒剂系口服剂型,既可吞服,又可分散于水中服用。

根据颗粒剂在水中的分散情况,分为可溶颗粒剂、混悬颗粒剂、泡腾颗粒剂、缓释颗粒剂和控释颗粒剂等。

与散剂相比,颗粒剂有许多优点:飞散性、附着性、聚集性、吸湿性等均较小;服用方便,适当加入芳香剂、矫味剂、着色剂等可制成色、香、味俱全的药剂。可溶性颗粒剂所用辅料应为可溶性。泡腾性颗粒剂常用枸橼酸、酒石酸与碳酸氢钠的混合物为泡腾剂。颗粒剂还可通过包衣等手段达到矫味、稳定、肠溶及缓释等目的。

颗粒剂的制备工艺:粉碎→过筛→混合→制软材→制颗粒→干燥→整粒→分级或包衣→质量检查→包装。

1. 制软材

将药物与填充剂(常用淀粉、乳糖、蔗糖等)、崩解剂(常用淀粉、纤维素衍生物)等辅料混匀后,加入用水或有机溶剂溶解制成的黏合剂混合。由于制粒后不能再添加崩解剂,故选用黏合剂时应注意,黏合剂不应影响颗粒的崩解。

2. 制颗粒

掌握湿法制粒的操作方法。以手握之成团,触之即散即可。如果软材不易分散,可用乙醇调整干湿度,以降低黏性,易于过筛,并使得颗粒易于干燥。

3. 干燥与整粒

湿颗粒立即在 60～80 ℃常压干燥。整粒后将芳香挥发性物质、对湿热不稳定的药物加到干颗粒中。

4. 包衣

为了达到矫味、矫臭、稳定、缓释、控释或肠溶等目的,可对颗粒剂进行包衣,一般常用薄膜衣。对于有不良臭味的颗粒剂,可将芳香剂溶于有机溶剂后,均匀喷入干颗粒中并密闭一定时间,以免挥发损失。

5. 包装与贮存

颗粒剂易吸潮变质,为保证颗粒剂质量,应选择适宜的包装材料进行包装。

颗粒剂应干燥,颗粒均匀,色泽一致,无吸潮、软化、结块等现象。质量检查包括粒度、水分、溶化性、硬度、装量差异及含量测定等项目。

【实验材料】

1. 仪器:普通天平、研钵、药筛(100 目)、尼龙筛(16 目)、塑料袋、分析天平等。

2. 试剂:维生素 C、糊精、板蓝根、糖粉、酒石酸、布洛芬、交联羧甲基纤维素钠、聚维酮、糖精钠、微晶纤维素、蔗糖细粉、苹果酸、碳酸氢钠、无水碳酸钠、橘型香料、十二烷基硫酸钠、乙醇等。

【实验方法】

1. 维生素 C 颗粒剂的制备

(1) 处方

维生素 C	1.5 g
糊精	15.0 g
糖粉	13.5 g
酒石酸	0.15 g
50％乙醇(体积分数)	适量

共制成 15 包

(2) 制法

将维生素 C、糊精、糖粉分别过 100 目筛,按等体积递增配研法将维生素 C 与辅料混匀,再将酒石酸溶于 50％乙醇(体积分数)中,一次加入上述混合物中,混匀,制软材,过 16 目尼龙筛制粒,60 ℃以下干燥,整粒后用塑料袋包装,每袋 2 g,含维生素 C 100 mg。

(3) 用途

本品为维生素类药,用于防治坏血病及其他由维生素 C 缺乏引起的疾病。

2. 板蓝根颗粒剂的制备

（1）处方

板蓝根	100 g
蔗糖	适量
糊精	适量

（2）制法

取板蓝根 100 g，加水适量浸泡 1 h，煎煮 2 h，滤出煎液，再加水适量煎煮 1 h，合并煎液，滤过。滤液浓缩至适量，加乙醇使含醇量为 60%，搅匀，静置过夜，取上清液回收乙醇，浓缩至相对密度为 1.30～1.33（80 ℃）的清膏。取膏 1 份、蔗糖 2 份、糊精 1.3 份，制成软材，过 16 目筛制颗粒，干燥、每袋 10 g 分装即得。

（3）用途

本品可清热解毒、凉血利咽、消肿，用于扁桃腺炎、咽喉肿痛及防治传染性肝炎、小儿麻疹等。

3. 布洛芬泡腾颗粒剂的制备

（1）处方

布洛芬	60 g
交联羧甲基纤维素钠	3 g
聚维酮	1 g
糖精钠	2.5 g
微晶纤维素	15 g
蔗糖细粉	350 g
苹果酸	165 g
碳酸氢钠	50 g
无水碳酸钠	15 g
橘型香料	14 g
十二烷基硫酸钠	0.3 g

（2）制法

将布洛芬、微晶纤维素、交联羧甲基纤维素钠、苹果酸和蔗糖细粉过 16 目筛后，置混合器内与糖精钠混合。混合物用聚维酮异丙醇液制粒，干燥，过 30 目筛整粒后与剩余处方成分混匀。混合前，碳酸氢钠过 30 目筛，无水碳酸钠、十二烷基硫酸钠和橘型香料过 60 目筛。制成的混合物装于不透水的袋中，每袋含布洛芬 600 mg。

（3）作用与用途

本品有消炎、解热、镇痛作用，用于类风湿性和风湿性关节炎。开水冲服，每次 1 袋，必要时服用。

4. 颗粒剂的质量检查

（1）外观

颗粒剂应干燥，粒径应均一，色泽一致，无吸潮、软化、结块、潮解等现象。

（2）粒度

除另有规定外，取单剂量包装的颗粒剂 5 包(瓶)或多剂量包装的颗粒剂 1 包(瓶)，称定质量,置药筛中,保持水平状态过筛,左右往返,边筛动边拍打 3 min。不能通过 1 号筛和能通过 5 号筛的颗粒和粉末总和不得超过供试量的 15%。

（3）溶化性

取供试品颗粒剂 10 g,加热水 20 mL,搅拌 5 min。可溶性颗粒剂应全部溶化,允许有轻微浑浊,但不得有胶屑等异物。泡腾性颗粒剂遇水应立即产生二氧化碳气体并呈泡腾状。

（4）装量差异

单剂量包装的颗粒剂,装量差异限度应符合表 4-13 的规定。

表 4-13　颗粒剂的装量差异限度

标示装量	装量差异限度
1.0 g 或 1.0 g 以下	±10%
1.0 g 以上至 1.5 g	±8%
1.5 g 以上至 6.0 g	±7%
6.0 g 以上	±5%

检查方法:取供试品 10 包(瓶),除去包装,分别精密称定每包(瓶)内容物的质量,每包(瓶)与标示量相比应符合规定,超出装量差异限度的不得多于 2 包(瓶),并不得有一包(瓶)超出装量差异限度的一倍。

【实验结果】

将以上实验检查结果记录于表 4-14 中。

表 4-14　颗粒剂质量检查结果

制剂	外观	粒度	溶化性	装量差异
维生素 C 颗粒剂				
板蓝根颗粒剂				
布洛芬泡腾颗粒剂				

【注意事项】

1. 维生素 C 用量较小,故混合时应采用等体积递增配研法,以保证混合均匀。

2. 维生素 C 易氧化分解变色,制剂时间应尽量缩短,并用稀乙醇作润湿剂制粒,较低温度下干燥,并应避免与金属器皿接触,加入酒石酸(或用枸橼酸代替)作为金属离子螯合剂。

3. 制备板蓝根颗粒剂时,由于浓缩后的清膏黏稠性大,与辅料混合时应充分搅拌、捏合,至色泽均匀为止。制粒时用金属筛网更易于制粒。

【思考题】

1. 制备颗粒剂的要点是什么?

2. 制备颗粒剂时应注意哪些问题?

实验 7　滴丸剂的制备

【实验目的】

1. 初步学会手工丸剂的制备方法。
2. 熟悉滴丸剂的基质类型及应用。
3. 熟悉滴丸剂的质量检查。

【实验原理】

滴丸剂系指固体或液体药物与适宜的基质加热熔融后溶解、乳化或混悬于基质中,再滴入不相混溶、互不作用的冷凝液中,由于表面张力的作用使液滴收缩成球状而制成的制剂。主要供口服,也可供外用和局部如眼、耳、鼻、直肠、阴道等使用。

药物制成滴丸后,可增加药物的溶解度和溶出速度,起速效作用,可以提高生物利用度,同时可减少剂量而降低毒副作用,还可使液体药物固体化而便于应用,也具有缓释作用等。

滴丸剂中除主药以外的赋形剂均称为基质。常用的基质有水溶性和非水溶性两类。水溶性基质有聚乙二醇(PEG)类、聚氧乙烯单硬脂酸酯、甘油明胶等;非水溶性基质常用硬脂酸、单硬脂酸甘油酯等,可使药物缓慢释放,也常用于水溶性基质中以调节熔点。

用于冷却滴出的液滴,使之收缩冷凝而成滴丸的液体称为冷凝液。冷凝液的相对密度应轻于或重于基质,但二者不宜相差太大,以免滴丸上浮或下沉过快,造成圆整度不好。适用于水溶性基质的冷凝液有液状石蜡、植物油、二甲硅油等,而非水溶性基质则常用水、乙醇及水醇混合液等。基质和冷凝液与滴丸的形成、溶出速度、稳定性等密切相关。

滴丸剂是用滴制法制备的,这种方法是将药物均匀分散在经加热(60～100 ℃)熔融的基质中,再滴入不相混溶的冷凝液里,冷凝收缩成丸。

滴制法制丸的质量(质量与形态)与滴管口径、熔融液的温度、冷凝液的密度、上下温度差及滴管距冷凝液面距离等因素有关。

滴丸剂的质量检查主要有外观、质量差异和溶散时限等项目。

【实验材料】

1. 仪器:滴制设备、天平、温度计、蒸发皿、水浴等。
2. 试剂:芸香油、硬脂酸钠、虫蜡、纯化水、冷凝液、液体石蜡、二甲硅油、薄荷脑、半合成脂肪酸酯、65％乙醇、水杨酸、PEG400、PEG6000、联苯双酯、聚山梨酯80等。

【实验方法】

1. 芸香油滴丸的制备
(1) 处方

芸香油	67.0 mL
硬脂酸钠	7.0 g
虫蜡	2.8 g
纯化水	2.8 mL

（2）制法

将前三种物料放入烧瓶中，摇匀，加水后再摇匀，水浴加热回流，时时振摇，使熔化成均匀的溶液，移入贮液罐内。药液保持 65 ℃由滴管滴出（滴头内径 4.9 mm，外径 8.04 mm，滴速约 120 丸/min），滴入含 1‰硫酸的冷却水溶液中，滴丸形成后取出，用冷水洗除吸附的酸液，用滤纸吸干水迹后即得。丸重 0.21 g。

（3）用途

平喘止咳。用于支气管哮喘、哮喘性支气管炎，并适用于慢性支气管炎。口服，一次 5粒，一日 3 次。

2. 鼻用薄荷滴丸的制备

（1）处方

薄荷脑	1.5 g
半合成脂肪酸酯	48.5 g

（2）制法

半合成脂肪酸酯在水浴中加热熔化，待 40 ℃ 时加入薄荷脑搅拌溶解，保持在 37 ℃，用滴口内径为 5 mm 的滴管滴入 65％ 的乙醇中成丸，即得。丸重约 50 mg，含薄荷脑 3 mg。

（3）用途

本品可祛风清热、消肿通窍，用于鼻渊、鼻塞、鼻流浊涕等急慢性鼻炎。

3. 水杨酸滴丸的制备

（1）处方

水杨酸	10.0 g
聚乙二醇 400	17.0 g
聚乙二醇 6000	23.0 g

（2）制法

聚乙二醇、水杨酸在水浴中加热，搅拌溶化成溶液。滴制温度 65 ℃，用液体石蜡作冷凝液。

（3）用途

本品用于发热、头痛、神经痛、牙痛、月经痛、肌肉痛、关节痛等。

4. 联苯双酯滴丸的制备

（1）处方

	处方 1	处方 2
联苯双酯	0.15 g	0.38 g
聚乙二醇 6000	1.34 g	3.34 g
聚山梨酯 80	0.02 g	0.04 g
共制成	100 粒	100 粒

（2）制法

以上物料在油浴中加热至约 150 ℃ 熔化成溶液。滴制温度约 85 ℃，滴速约 30 丸/min。用二甲硅油作冷凝液。

（3）用途

本品具有降低血清谷丙转氨酶的作用，适用于慢性迁延性肝炎和长期单项血清谷丙转氨酶异常者。口服，常用量为 7.5～15 mg/次，一日 3 次。

5. 滴丸剂的质量检查

（1）外观

应呈球状，大小均匀，色泽一致。

（2）质量差异

滴丸剂的质量差异限度（见表 4-15）可按下法测定：取滴丸 20 丸，精密称定总质量，求得平均丸重后，再分别精密称定各丸的质量。每丸质量与平均丸重相比较，超出质量差异限度的滴丸不得多于 2 丸，并不得有 1 丸超出限度 1 倍。

（3）溶散时限

按片剂的装置，但不锈钢丝网的筛孔内径应为 0.425 mm；除另有规定外，取供试品 6 粒，以人工胃液为溶出介质，应在 30 min 内全部溶散。

表 4-15　滴丸剂的质量差异限度

滴丸剂的平均质量	质量差异限度
0.03 g 或 0.03 g 以下	±15%
0.03 g 以上至 0.30 g	±10%
0.30 g 以上	±7.5%

【实验结果】

1. 描述滴丸的外观形状。

2. 将滴丸质量检查结果记录于表 4-16 中。

表 4-16　滴丸质量检查结果

制剂	质量差异	溶散时限						合格率 /%
		1	2	3	4	5	6	
芸香油滴丸								
鼻用薄荷滴丸								
水杨酸滴丸								
联苯双酯滴丸								

【注意事项】

1. 应根据处方中基质的类型合理选择冷凝液，以保证滴丸能很好地成型。

2. 保证药物与基质混合液的温度。

3. 控制好滴速。

4. 由于芸香油的相对密度小,故本品采用上浮式滴制设备的方法制备。

【思考题】

1. 滴丸剂有何特点? 如何选择滴丸的基质?

2. 用滴制法制备滴丸的关键是什么? 影响滴丸的成型、形状与质量的因素有哪些? 在操作中如何控制?

实验 8　注射剂的制备

【实验目的】

1. 掌握注射剂的生产工艺过程及操作要点。

2. 掌握安瓿及容器具的处理方法与要求。

3. 掌握注射剂的质量要求。

4. 掌握制备中药注射剂常用的提取与精制的方法:水蒸气蒸馏法、双提法、水醇法、醇水法等。

5. 掌握制备中药注射剂的工艺过程及其操作要点。

6. 熟悉中药注射剂的质量检查。

【实验原理与指导】

1. 注射剂系指药物制成的可供注入人体的灭菌溶液或乳状液,以及供临用前配成溶液或混悬液的无菌粉末或浓溶液。注射剂是一类供皮下、肌肉、静脉、脊髓等注射的灭菌溶液,具有药效迅速等优点。安瓿剂是将无菌药物或药物的无菌溶液灌封于特制的、单剂量装的玻璃小瓶(即安瓿)中的注射剂。输液剂是指由静脉滴注输入人体血液中的大剂量注射液。

对注射剂的基本质量要求是:(1)无菌;(2)无热原;(3)含量合格;(4)pH 合格;(5)澄明度合格;(6)稳定无毒性;(7)等渗。

为达到上述要求,制备时应尽量在避菌、避尘的条件下进行,原料药品及溶媒应严格符合要求,灭菌操作应确保掌握温度、时间以达到完全灭菌的要求。

2. 制备工艺

原辅料的准备→配液→滤过→灌注→熔封→灭菌→质量检查→印字包装→成品。

3. 制备要点

(1) 空安瓿的处理　将纯化水灌入安瓿内,经 100 ℃加热 30 min,趁热甩水,再用滤清的纯化水、注射用水灌满安瓿,甩水,如此反复三次,以除去安瓿表面微量游离碱、金属离子、灰尘和附着的砂粒等杂质。洗净的安瓿,立即以 120~140 ℃温度烘干,备用。

(2) 安瓿封口练习　采用拉丝封口方法。

(3) 器具处理

① 配液容器的处理:将配液容器用洗涤剂或硫酸清洁处理,使用前用纯化水、新鲜注射用水洗净或干热灭菌。

② 垂熔玻璃滤器的处理:将垂熔玻璃滤器用纯化水冲洗干净,用 1‰~2‰硝酸钠硫酸液浸泡 12~24 h,再用纯化水、注射用水反复抽洗至抽洗液中性且澄明,抽干,备用。

③ 微孔滤膜的处理:用 70 ℃左右的注射用水浸泡 12 h 以上。

④ 灌装器的处理：用硫酸清洁液或 2%氢氧化钠溶液冲洗，再用热纯化水、新鲜注射用水抽洗至中性且澄明。

（4）配液 配液用器具按要求处理洁净干燥后使用。一般配液方法有两种。

① 稀配法：将原料药加入溶剂中，一次配成所需的浓度。

② 浓配法：将原料药加入部分溶剂中，配成浓溶液，加热滤过，必要时可加活性炭处理，也可冷藏后再过滤，然后稀释到所需浓度。

（5）滤过 滤过方法有加压滤过、减压滤过和高位静压滤过等。滤器的种类也较多，以供粗滤、预滤和精滤。按实验室条件，安装好滤过装置。

（6）灌封 将滤清的药液立即灌封。要求剂量准确，药液不沾安瓿颈壁。易氧化药物在灌装过程中可通稀有气体。

（7）灭菌与检漏 安瓿熔封后按规定及时灭菌。灭菌完毕，趁热取出放入冷的 1% 亚甲蓝溶液中检漏。

4. 静脉滴注用注射液水溶液（输液剂）除符合注射剂一般要求外，应无热原，不溶性微粒应符合规定，并尽可能与血液等渗。静脉滴注用乳剂，分散相球粒的粒度绝大多数（80%）应在 1 μm 以下，不得有大于 5 μm 的球粒，应无热原，能耐热压灭菌，贮存期间稳定，不得用于椎管注射。此外，静脉滴注用注射液 pH 应力求接近人体血液的 pH，不得添加任何抑菌剂，输入人体后不应引起血常规异常变化。

5. 中药注射剂

（1）中药注射剂是以中药为原料，提取纯化其中药理作用明确的有效成分或有效部位而制备成的注射剂。制备中药注射剂常用的方法有水醇法、醇水法、蒸馏法、双提法、透析法、超滤法、酸碱沉淀法、离子交换法等。制备时应根据有效成分的特性，选择适宜的提取精制方法和溶剂，应尽可能地除去杂质和保留有效成分，以保证注射剂的质量。中药注射剂的质量要求，除应具有制剂的一般要求外，注射剂的成品要求无菌、无热原、澄明和剂量合格，安全性和稳定性符合要求，渗透压和 pH 符合规定。

（2）水醇法是中药注射液提取精制常用的方法之一，根据有效成分既溶于水又溶于乙醇的性质，采用水提取，乙醇沉淀，以达到除去杂质、保留有效成分的目的。

（3）目前中草药注射剂存在的主要问题是澄明度问题，即在灭菌后或贮藏过程中产生浑浊或沉淀，其主要原因是杂质未除尽、pH 不适当等。其解决方法一般有采用明胶沉淀法、醇溶液调 pH 法和聚酰胺吸附法进一步除去杂质，调节药液至适宜 pH，热处理与冷藏，合理使用增溶剂等。

（4）中药注射液中含有树脂、黏液质等胶态杂质，用一般过滤方法不易得到澄明溶液，且滤速极慢，故应在过滤时加入助滤剂，常用的助滤剂有针用活性炭、滑石粉、纸浆等。

6. 生产注射剂的厂房、设施必须符合药品生产质量管理规范（GMP）的规定。灌封等关键工序、场所应采用层流洁净空气技术，使洁净室或洁净工作台的洁净度达到 100 级标准。

【实验材料】

1. 仪器：安瓿、配液容器、垂熔玻璃滤器、微孔滤磨、灌封装置、灭菌锅、伞棚式安瓿检查灯、西林瓶、钢精锅、烧杯、水浴锅、蒸发皿、三角烧瓶、澄明度检查等装置。

2. 试剂：盐酸普鲁卡因、氯化钠、盐酸、葡萄糖、玻璃印油、维生素 C、甘露醇、结晶碳酸氢钠、焦亚硫酸钠、依地酸二钠、注射用水、丹参、亚硫酸氢钠等。

【实验方法】

1. 盐酸普鲁卡因注射液的制备

（1）处方

盐酸普鲁卡因	0.5 g
氯化钠	8.0 g
盐酸（0.1 mol/L）	q. s
注射用水	适量
共制	1 000 mL
每人制备 2 mL	安瓿____支

（2）制法

① 配液：取注射用水约 800 mL，加氯化钠搅拌使溶解，加盐酸普鲁卡因，并加酸调整 pH 为 4.0～4.5，再加溶媒至足量，搅匀，精滤得澄明液。

② 空安瓿的洗涤处理：先灌满 0.1% 盐酸溶液煮洗，冲洗后再用水煮洗，烘干。

③ 注射液的灌封：灌封器注意排气，要调整好位置，熔封前可先用废安瓿练习手法，以减少损失。

④ 安瓿剂的灭菌与检漏：100 ℃流通蒸气灭菌 30 min，并趁热放入有色溶液中检漏。

⑤ 安瓿剂的质量检查：进行 pH 和澄明度检查。

⑥ 安瓿剂的印字包装。

（3）用途

本品为局麻药，用于封闭疗法、浸润麻醉和传导麻醉。

2. 维生素 C 注射液的制备

（1）处方

维生素 C	100 g
结晶碳酸氢钠	86 g
焦亚硫酸钠	3 g
依地酸二钠	0.02 g
注射用水	加至 1 000 mL

（2）制法

取配制总量 80% 的注射用水，通二氧化碳（或氮气）饱和，加维生素 C 溶解后，分次缓缓加入结晶碳酸氢钠，搅拌使溶解。待无二氧化碳产生时，加入预先配好的焦亚硫酸钠和依地酸二钠溶液，搅匀，调 pH 为 6.0～6.2，添加二氧化碳（或氮气）饱和的注射用水至足量，取样测定含量合格后，滤过至澄明，在二氧化碳（或氮气）气流下灌封，100 ℃流通蒸气灭菌 15 min 即可。

（3）作用与用途

维生素类药物，用于防治坏血病，也用于急慢性传染性疾病及紫癜等辅助治疗。静脉或肌内注射,一次 0.1～0.25 g,一日 0.25～0.5 g。

3. 注射用维生素 C 冻干粉的制备

（1）处方

维生素 C	1 g
甘露醇	1 g
灭菌注射用水	6 mL

（2）制法

精密称取维生素 C 及甘露醇溶于 6 mL 注射用蒸馏水中,分装于 2 支西林瓶中,在 −15 ℃预冻 2 h,−30 ℃预冻 2 h,升温至 −17 ℃保温 13 h,升温至 0 ℃保温 3 h,升温至 10 ℃保温 2 h,最后升温至 45 ℃干燥,保持 12 h。

4. 丹参注射液的制备

（1）处方

丹参	200 g
亚硫酸氢钠	0.3 g
注射用水加至	100 mL

（2）制法

① 提取:取丹参饮片 200 g,加水浸泡 30 min,煎煮两次,第一次加 8 倍量水煎煮 40 min,第二次加 5 倍量水煎煮 30 min,用双层纱布分别滤过,合并滤液,浓缩至约 100 mL（每毫升相当于原药材 2 g）。

② 纯化

(a)醇处理:于浓缩液中加乙醇使含醇量达 75％,静置冷藏 40 h 以上,双层滤纸抽滤,滤液回收乙醇,并浓缩至约 20 mL,再加乙醇使含醇达 85％,静置冷藏 40 h 以上,同法滤过,滤液回收乙醇,浓缩至约 15 mL;(b)水处理:取上述浓缩液加 10 倍量蒸馏水,搅匀,静置冷藏 24 h,双层滤纸抽滤,滤液浓缩至约 100 mL,放冷,再用同法滤过 1 次,用 20％NaOH 调 pH 为 6.8～7.0;(c)活性炭处理:上液中加入 0.2％活性炭,煮沸 20 min,稍冷后抽滤。

③ 配液:取上述滤液,加入亚硫酸氢钠 0.3 g,溶解后,加注射用水至 100 mL,经粗滤,再用 G4 垂熔玻璃漏斗抽滤。

④ 灌封:在无菌室内,用手工灌注器灌装,每支 2 mL,封口。

⑤ 灭菌:煮沸灭菌,100 ℃煮 30 min。

⑥ 检漏:剔除漏气安瓿。

⑦ 灯检:剔除有白点、色点、纤维、玻璃屑及其他异物的成品安瓿。

⑧ 印字:擦净安瓿,用手工印上品名、规格、批号等。

⑨ 包装:将安瓿装入衬有瓦楞格纸的空盒内,盒面印上标签。

（3）用途

活血化瘀,用于冠状动脉供血不足、心肌缺氧所引起的心绞痛、心肌梗死等。肌注,一次 2 mL,一日 1～2 次。

5. 注射剂的质量检查

（1）安瓿剂的质量检查

① 漏气检查：将灭菌后的安瓿趁热置于有色溶液中，稍冷取出，用水冲洗干净，剔除被染色的安瓿，并记录漏气支数。

② 澄明度检查：将安瓿外壁擦干净，1～2 mL 安瓿每次拿取 6 支，于伞棚边处，手持安瓿颈部使药液轻轻翻转，用目检视。每次检查 18 s。50 mL 或 50 mL 以上的注射液按直立、倒立、平视三步法旋转检视。按以上装置及方法检查，除特殊规定品种外，未发现有异物或仅带微量白点者作合格论。

③ 装量差异：取注射剂 5 支，依法检查（《中国药典》2020 年版一部附录 I U），每支注射液的装量均不得少于其标示量。随机取供试品 5 支，开启时应注意避免损失，将内容物分别用干燥注射器抽出。室温下检视，每支均不得少于其标示量。

④ 热原：取供试品注射剂，依法检查（《中国药典》2020 年版一部附录 XⅢ A），剂量按家兔体重每 1 kg 注射 0.5 mL，应符合规定。

⑤ 毒性：取体重 18～22 g 健康小白鼠 5～10 只，将注射剂 0.2 mL 以注射用生理盐水稀释成 0.5 mL，从尾部静脉注射，观察 48 h，应无 1 只死亡。

（2）维生素 C 冻干粉的质量检查

考察冻干粉的成型性、机械强度和复溶性。

【实验结果】

1. 注射液实验结果记录于表 4-17 中。

表 4-17　注射液质量检查结果记录

| 剂型 | 总检支数 | 废品支数 | | | | | | | 合格成品支数 | 成品率 |
		漏气	玻屑	纤维	白点	白块	焦头	其他		
盐酸普鲁卡因注射液										
维生素 C 注射液										
丹参注射液										

2. 维生素 C 冻干粉实验结果记录于表 4-18 中。

表 4-18　维生素 C 冻干粉质量检查结果记录

	成型性	机械强度	复溶性
维生素 C 冻干粉			

【注意事项】

1. 盐酸普鲁卡因是弱碱与强酸结合的盐，易水解，脱羧后生成苯胺，为此配制该注射液时先调节 pH 至 4.2～5.0，在该 pH 条件下最为稳定。可以采用热压 115.5 ℃半小时灭菌（通常的灭菌条件为 100 ℃半小时）。氯化钠调节渗透压，可以增加溶液的稳定性，抑制水解。氧、光线、金属等因素亦能影响其稳定性，使其分解，故在配制及贮存中应注意避免上述因素。

2. 由于生理盐水对玻璃有腐蚀作用,如果玻璃质量差或贮藏时间过久,溶液中会出现硅质小薄片或其他沉淀物。故在洗瓶时,先用稀盐酸处理。

【思考题】

1. 分析上述处方中各成分的作用。

2. 易氧化药物的注射剂在生产时应注意什么问题? 可采取哪些具体措施?

3. 维生素 C 冻干粉处方中加入甘露醇的作用是什么? 冻干过程中会出现哪些问题?

4. 影响注射剂的澄明度的因素有哪些?

5. 水醇法制备中药注射剂的原理是什么? 除水醇法,常用的制备中药注射剂的方法还有哪些? 各适用的范围是什么?

6. 活性炭在中药注射剂生产中有哪些作用? 应如何应用?

7. 目前采用了哪些方法控制中药注射剂的质量?

实验 9　软膏剂的制备

【实验目的】

1. 掌握各种不同类型、不同基质软膏剂的制法、操作要点及操作注意事项。

2. 根据药物和基质的性质,了解药物加入基质中的方法。

3. 了解软膏剂的质量评定方法。

【实验原理】

软膏剂是由药物与适宜基质均匀混合制成的具有适当稠度的外用半固体剂型。软膏剂主要对皮肤、黏膜或创面起保护、润滑和局部治疗作用,某些药物透皮吸收后,亦能产生全身治疗作用。

软膏剂的质量要求:要有适当的黏稠性,易涂布于皮肤和黏膜上而不熔化;应均匀、细腻、软滑,涂布于皮肤上无粗糙感;性质稳定,应无酸败、异臭、变色、变硬、油水分离等变质现象,且能保持药物的固有疗效;无刺激性、致敏性等不良反应;用于溃疡创面的软膏应无菌等。

基质是软膏剂形成和发挥药效的重要组成部分。常用的基质有油脂性基质、乳剂型基质以及水溶性基质三类,可根据主药的性质及临床治疗的要求选用适宜的基质制成软膏剂。

根据药物在软膏中的分散状态可将软膏剂分为三类,即溶液型、混悬型和乳剂型软膏剂。糊剂一般是指药物粉末含量在 25％以上的软膏剂。

软膏剂发挥治疗作用的首要条件是混合在软膏基质中的药物须要适当速度和有足够的量释放到达皮肤表面,因此药物自软膏基质的释放是影响软膏剂作用的因素之一,可以通过研究药物从基质中的释放来评价软膏基质的优劣。药物从基质中的释放有多种体外实验测定方法,琼脂扩散法为应用较多的一种。它是采用琼脂凝胶(或明胶)为扩散介质将软膏剂涂在含有指示剂的凝胶表面,放置一定时间后,测定药物与指示剂产生的色层高度来比较药物自基质中释放的速度。扩散距离与时间的关系可用 Lockie 等的经验式表示:

$$y^2 = KX$$

式中:y 为扩散距离(mm);X 为扩散时间(h);K 为扩散系数(mm^2/h)。

以不同时间呈色区的高度的平方 y^2 对扩散时间 X 作图,应得一条通过原点的直线,此直线的斜率即为 K,K 值反映了软膏剂释药能力的大小。

软膏剂的制备,可根据药物及基质的性质选用研和法、熔和法及乳化法。制备软膏剂的基本要求是使药物在基质中分布均匀、细腻,以保证药物剂量与药效。

1. 研和法:固体药物→研细→加部分基质或液体→研磨至细腻糊状→递加其余基质研磨→成品。

2. 熔和法:基质→水浴加热熔化→加入其他基质、液体成分→搅拌至全部基质熔化→搅拌下加入研细药物→搅拌冷凝至膏状(成品)。

3. 乳化法:将处方中的油脂性和油溶性组分一起加热至 80 ℃左右成油溶液(油相),另将水溶性组分溶于水后一起加热至 80 ℃成水溶液(水相),使温度略高于油相温度,然后将水相逐渐加入油相中,边加边搅至冷凝,最后加入水、油均不溶解的成分,搅匀即得。

眼用软膏剂的基质一般由凡士林、羊毛脂及液状石蜡组成。基质应纯净、均匀、细腻、对眼无刺激性,并在 150 ℃干热灭菌 1 h 以上,过滤后备用。

【实验材料】

1. 仪器:蒸发皿、水浴、电炉、温度计、显微镜等。

2. 试剂:白凡士林、石蜡、樟脑、薄荷脑、薄荷油、硼酸、硬脂酸、氢氧化钾、甘油、香精、水杨酸、十八醇、单硬脂酸甘油酯、十二烷基硫酸钠、对羟基苯甲酸乙酯、司盘 40、乳化剂 op、羧甲基纤维素钠、苯甲酸钠、红霉素、蜂蜡、氨溶液(10%)、羊毛脂、林格氏液、琼脂凝胶等。

【实验方法】

1. 油脂性基质软膏的制备

(1) 冻疮膏的制备

① 处方

樟脑	0.3 g
薄荷脑	0.2 g
硼酸	0.5 g
石蜡	q.s
羊毛脂	0.2 g
凡士林	8.8 g
共制	10 g

② 制法

取樟脑、薄荷脑置干燥乳钵中,研磨至液化,加入硼酸细粉(100 目)和适量液状石蜡,研成细腻糊状。另将羊毛脂和凡士林共同加热熔化,待温度降至 60 ℃时,以等量递加法分次加入以上混合物中,边加边研和,研至冷凝,分装即得。

（2）清凉油的制备

① 处方

樟脑	6.0 g
薄荷脑	6.0 g
薄荷油	15.0 mL
石蜡	4.3 g
蜂蜡	2.7 g
白凡士林	6.0 g
氨溶液（10%）	0.2 mL

② 制法

先将樟脑、薄荷脑混合研磨使共熔，然后与薄荷油混合均匀，另将石蜡、蜂蜡和白凡士林加热至 110 ℃ 以除去水分，放冷至 70 ℃，加入芳香油搅拌，最后加入氨溶液混合即得。

2. 乳剂型基质软膏的制备

（1）W/O 型乳膏剂 雪花膏的制备

① 处方

硬脂酸	4.0 g
氢氧化钾	0.3 g
甘油	1.0 mL（约 1.25 g）
香精	适量
蒸馏水	适量
共制	20.0 g

② 制法

硬脂酸置于蒸发皿中，水浴加热至 80 ℃，再将氢氧化钾溶于水中，并与甘油混合，热至同温，逐渐加入熔化的硬脂酸中，不断搅至皂化安全，约再经 15 min 搅拌至冷，加入香精，搅匀即得。

（2）O/W 乳剂型基质 水杨酸软膏制备

① 处方

水杨酸	1.0 g
白凡士林	2.4 g
十八醇	1.6 g
单硬脂酸甘油酯	0.4 g
十二烷基硫酸钠	0.2 g
甘油	1.4 g
对羟基苯甲酸乙酯	0.04 g
蒸馏水加至	20 mL

② 制法

取白凡士林、十八醇和单硬脂酸甘油酯置于烧杯中,水浴加热至 70～80 ℃使其熔化,将十二烷基硫酸钠、甘油、对羟基苯甲酸乙酯和计算量的蒸馏水置另一烧杯中加热至 70～80 ℃使其溶解,在同温下将水液以细流加到油中,边加边搅拌至冷凝,即得 O/W 乳剂型基质。

取水杨酸置放于软膏板上或研钵中,分次加入制得的 O/W 乳剂型基质研匀,制成 20 g。

（3）W/O 乳剂型基质　水杨酸软膏制备

① 处方

水杨酸	1.0 g
单硬脂酸甘油酯	2.0 g
石蜡	2.0 g
白凡士林	1.0 g
液体石蜡	10.0 g
司盘 40	0.1 g
乳化剂 op	0.1 g
对羟基苯甲酸乙酯	0.4 g
蒸馏水	5.0 mL

② 制法

取锉成细末的石蜡、单硬脂酸甘油酯、白凡士林、液体石蜡、司盘 40、乳化剂 op 和对羟基苯甲酸乙酯置于蒸发皿中,水浴上加热熔化保持 80 ℃,细流加入同温的水,边加边搅拌至冷凝,即得 W/O 乳剂型基质。

取水杨酸置放于软膏板上或研钵中,分次加入制得的 W/O 乳剂型基质研匀,制成 20 g。

3. 水溶性基质的水杨酸软膏制备

（1）处方

水杨酸	1.0 g
羧甲基纤维素钠	1.2 g
甘油	2.0 g
苯甲酸钠	0.1 g
蒸馏水	16.8 mL

（2）制法

取甘油溶于处方剂量蒸馏水中,将约 1/2 量倒入羧甲基纤维素钠中,使其溶胀并搅拌至呈凝胶状,再加入剩余的水溶液,搅拌即得。

4. 红霉素眼药膏的制备

（1）处方

红霉素	50 万单位
液状石蜡	q. s
眼膏基质	q. s
共制	100 g

（2）制法

取红霉素研细，置灭菌乳钵中，先加适量灭菌液状石蜡研成细腻糊状，加入灭菌眼膏基质少量，用力研匀，再递加剩余的基质至全量，研匀，即得。

5. 软膏剂的质量检查

（1）外观性状

对不同类型的软膏剂做外观性状的判断，软膏剂应具有适当的黏稠度，外观均匀、细腻，无酸败、异臭。乳剂型软膏剂还不得有油水分离及胀气的现象；软膏剂应易于涂布于皮肤或黏膜上，不融化，无刺激性。

（2）软膏剂体外释药速率测定：琼脂扩散法

于 100 mL 林格氏液中加入 2 g 琼脂，水浴加热溶解，趁热用纱布过滤除去悬浮杂质，冷至约 60 ℃加入三氯化铁试液 3 mL（配制方法按《中国药典》），混匀后立即沿壁倒入 4 支相同规格的小试管中，注意防止气泡的产生，每管上端留 1 cm 的空隙供填装软膏，直立静置，室温冷却成凝胶。

在上述装有琼脂的试管上端空隙处，用软膏刀分别将制成的水杨酸软膏填装入试管内，软膏装填时应铺至与琼脂切面密切接触，并且应装至与试管口齐平。装填后，用保鲜膜封口，直立放置，并于 1 h、2 h、4 h、8 h、12 h、24 h 观察与测定呈色区的高度，根据 Lockie 经验式 $y^2 = KX$ 求 K 值，记录于表 4-19 中。

【实验结果】

1. 记录并分析各软膏剂的外观性状。

2. 软膏剂体外释药速率测定结果填于表 4-19。

表 4-19　不同基质的软膏扩散速率

扩散时间/h	油性基质/mm	O/W 基质/mm	W/O 基质/mm	水溶性基质/mm
1				
2				
4				
8				
12				
24				
K				

【注意事项】

1. 选用的基质应纯净,否则应加热熔化后滤过,除去杂质,或加热灭菌后备用。

2. 混合基质熔化时应将熔点高的先熔化,然后加入熔点低的基质。

3. 基质中可根据含药量的多少及季节的不同,酌加蜂蜡、石蜡、液状石蜡或植物油以调节软膏硬度。

4. 雪花膏处方中碱可用其他碱代替,氢氧化钾制得的成品细腻,硼砂制出的色白。

5. 不溶性药物应先研细过筛,再按等量递加法与基质混合。药物加入熔化基质后,应不停搅拌至冷凝,否则药物分散不匀。但已凝固后应停止搅拌,否则空气进入膏体使软膏不能久贮。

6. 挥发性或受热易破坏的药物,需待基质冷却至 40 ℃以下时加入。

7. 含水杨酸、苯甲酸、鞣酸及汞盐等药物的软膏,配制时应避免与铜、铁等金属器具接触,以免变色。

8. 水相与油相两者混合的温度一般应控制在 80 ℃以下,且二者温度应基本相等,以免影响乳膏的细腻性。

9. 乳化法中两相混合的搅拌速度不宜过慢或过快,以免乳化不完全或因混入大量空气使成品失去细腻和光泽并易变质。

【思考题】

1. 软膏剂的制备方法有哪几种? 各种方法的适用范围是什么?

2. 归纳药物加入基质的注意事项。

实验 10　滴眼剂的制备

【实验目的】

1. 掌握一般滴眼剂的制备方法。

2. 熟悉滴眼剂的质量评定及渗透压调节方法。

3. 了解常用滴眼剂的附加剂种类。

【实验原理】

滴眼剂系指一种或多种药物制成供滴眼用的水性、油性的澄明溶液、混悬液或乳剂,也包括眼内注射溶液。滴眼剂一般对眼部起杀菌、消炎、收敛、扩瞳、缩瞳、保护等作用。由于眼部组织柔软、敏感,因此对滴眼剂的质量和制备方法要求比较严格。滴眼剂一般应在无菌环境下配制,各种用具及容器均需清洗干净并用适当方法灭菌,在整个操作过程中应注意避免污染。供角膜创伤或手术用滴眼剂应无菌。

滴眼剂的溶液应澄明,不能有玻璃屑、较大纤维、包块或其他不溶性异物。渗透压除另有规定外,滴眼液应与泪液的渗透压接近或等渗,因眼球能适应的渗透压范围相当于 0.5%~1.5%氯化钠溶液的渗透压,故低渗溶液可用适当药物调节至等渗,以提高疗效及减少病人的疼痛感。滴眼液的 pH 对药效、药物溶解度、药物稳定性及对眼的刺激性均有影响,一般眼黏膜能耐受的 pH 在 5.0~9.0 之间,故滴眼液的 pH 过高、过低应加以调节。调节原则为在主药稳定的前提下,注意主药的溶解度,尽量接近生理的 pH,最佳 pH 为 6.0~

8.0。无菌要求分为两种情况：一般滴眼剂要求无致病菌，尤其不得有铜绿假单胞菌和金黄色葡萄球菌，因是多剂量剂型，处方设计时可加入适宜的抑菌剂；用于外科手术、供角膜穿通伤用的滴眼剂及眼内注射溶液要求无菌，且不得加抑菌剂与抗氧剂，需采用单剂量包装。对混悬型滴眼剂规定药物的粒度不得超过 $50~\mu m$，$15~\mu m$ 以下的颗粒不得少于 90%。

为了保证滴眼剂的安全、稳定、有效，常在滴眼剂的处方中加入某些附加剂。如 pH 调节剂（磷酸盐缓冲液、硼酸盐缓冲液等）、等渗调节剂（氯化钠、硼酸、硼砂、葡萄糖等）、抑菌剂（硝基苯汞、苯扎溴铵、洗必泰等）、增稠剂、稳定剂、增溶剂与助溶剂（甲基纤维素、聚乙烯醇、聚乙二醇、聚维酮等），合适的黏度为 4.0～5.0。

滴眼剂的制备工艺根据其性质略有区别。

（1）主药耐热的滴眼剂

$$\left.\begin{array}{l}原辅料配液 \rightarrow 过滤 \rightarrow 滤液灭菌 \\ 滴眼瓶、塞清洁处理 \rightarrow 灭菌\end{array}\right\} \rightarrow 无菌分装 \rightarrow 质检 \rightarrow 印字包装$$

（2）主药不耐热的滴眼剂

按照无菌操作法配制，所有溶剂、容器、用具均应预先灭菌并添加适宜的抑菌剂。

（3）用于眼部手术或外伤的滴眼剂

一般制成单剂量制剂。如为安瓿剂，按安瓿剂生产工艺进行，如洗眼液用输液瓶包装，按输液工艺制备，均应保证完全无菌。

【实验材料】

1. 仪器：G4 垂熔玻璃漏斗、灌注器、滴眼剂小瓶（10 mL）、分析天平、水浴等。
2. 试剂：氯霉素、硼酸、硼砂、硫柳汞、硫酸阿托品、尼泊金乙酯、硫酸锌、甘油、氯化钠、灭菌蒸馏水等。

【实验方法】

1. 氯霉素滴眼剂的制备

（1）处方

氯霉素	0.25 g
硼酸	1.9 g
硼砂	0.038 g
硫柳汞	0.004 g
灭菌蒸馏水	加至 100 mL

（2）制法

取灭菌蒸馏水约 90 mL，加热至沸，加入硼酸、硼砂使溶。待冷至约 60 ℃，加入氯霉素、硫柳汞搅拌使溶。加灭菌蒸馏水至 100 mL，精滤，检查澄明度合格后，无菌分装。

（3）用途

本品用于治疗沙眼、急性或慢性结膜炎、眼睑缘炎、角膜溃疡、睑腺炎、结核性结膜炎、泪囊炎、化脓性内膜炎、眼球炎等。

2. 1％硫酸阿托品滴眼剂的制备

（1）处方

硫酸阿托品	1.0 g
氯化钠	0.75 g
甘油	5.0 mL
尼泊金乙酯	0.03 g
灭菌蒸馏水	q.s
全量	100 mL

（2）制法

先取尼泊金乙酯溶于适量沸注射用水中，加入甘油搅匀，再加入氯化钠、硫酸阿托品搅拌溶解，注射用水加至全量，搅匀，用 G4 垂熔玻璃漏斗过滤至澄明，分装于滴眼瓶中，封口即得。

（3）用途

本品为散瞳药，用于检查眼底及角膜炎、巩膜炎、虹膜睫状体炎。

3. 0.5％硫酸锌滴眼剂的制备

（1）处方

硫酸锌	0.5 g
硼酸	1.7 g
甘油	5.0 mL
尼泊金乙酯	0.03 g
灭菌蒸馏水	q.s
全量	100 mL

（2）制法

先取尼泊金乙酯溶于适量沸注射用水中，再加入甘油搅匀，然后加硼酸、硫酸锌搅拌溶解，注射用水加至全量，搅匀，用 G4 垂熔玻璃漏斗过滤至澄明，分装于滴眼瓶中，封口即得。

（3）用途

本品具有收敛与防腐作用，常用于治疗慢性结膜炎、角膜炎、沙眼及眼炎等。2～3 滴/次，2～3 次/d。

4. 滴眼剂的质量检查

（1）澄明度

按照《中国药典》（2020 年版）澄清度项下要求检查。

（2）渗透压

分别计算各处方组成的渗透压是否符合要求。

（3）pH

测定各滴眼剂 pH，应符合要求。

（4）最低装量检查

容量法适用于标示装量以容量计者。除另有规定外，取供试品 5 个（50 mL 以上者 3 个），开启时注意避免损失，将内容物分别用干燥并预经标化的注射器（包括注射针头）抽尽。

读出每个容器内容物的装量,均应符合规定。如 1 个容器装量不符合规定,则另取 5 个(或 3 个)复试,应全部符合规定。

【实验结果】

1. 将滴眼剂质量检查结果记录于表 4-20 中。

表 4-20 滴眼剂质量检查结果

制 剂	澄明度	渗透压	pH	最低装量
氯霉素滴眼剂				
1%硫酸阿托品滴眼剂				
0.5%硫酸锌滴眼剂				

2. 具体分析产品质量,计算成品合格率。

【注意事项】

1. 氯霉素易水解,处方中的用量已饱和,故添加硼砂助溶,并需加热溶解。若配制高浓度时,可加入适量的吐温 80 作增溶剂。

2. 氯霉素在中性或弱酸性溶液中对热较稳定,在水中煮沸 5 h,对抗菌作用无损失。但在强酸或强碱溶液中则迅速破坏而失效。本品选用硼酸缓冲液来调整 pH。

3. 氯霉素滴眼剂在贮藏过程中,效价常逐渐降低,故配液时适当提高投料量,使在有效贮藏期间,效价能保持在规定含量以内。

4. 1%硫酸阿托品滴眼剂为毒药,操作时应注意安全。

5. 硫酸锌在中性或弱碱性溶液中,极易水解生成 $Zn(OH)_2$ 沉淀,并易形成水合络离子,故本品加硼酸使溶液呈微酸性(pH 为 4.7～5.2)以保持稳定。

6. 硫酸锌与磷酸盐、硼砂能产生磷酸锌、碱式硼酸锌沉淀,故调节 pH 忌用磷酸盐缓冲液或硼酸盐缓冲液。

【思考题】

1. 滴眼剂制备中应注意哪些问题,以保证其质量?

2. 氯霉素滴眼剂处方中的硼砂和硼酸起什么作用? 试计算此处方是否与泪液等渗。

3. 滴眼剂中选用抑菌剂时应考虑哪些原则? 氯霉素滴眼剂处方中的硫柳汞可改用何种抑菌剂? 使用何浓度?

4. 硫酸锌滴眼剂能否用氯化钠调节等渗?

实验 11 栓剂的制备

【实验目的】

1. 掌握热熔法制备栓剂的工艺。

2. 掌握置换价的测定及在栓剂制备中的应用。

3. 熟悉栓模的类型及使用。

4. 了解各类栓剂基质的特点及使用情况。

【实验原理】

栓剂系指药物与适宜基质制成的供腔道给药的制剂。栓剂在常温下为固体,通常用于肛管塞入,在体温下能迅速软化熔融或溶解于分泌液,渐渐释放药物而产生局部或全身作用。其形状和质量根据腔道不同而异,目前常用的有肛门栓、阴道栓等。

栓剂中的药物与基质应充分混匀,栓剂应具有一定硬度,无刺激性,外形完整光滑,其熔点应接近体温(37 ℃),置入腔道后应能融化、软化或溶解,并与分泌液混合,逐渐释放出药物,产生局部或全身作用。

栓剂的制备和作用的发挥,均与基质有密切的关系。因此选用的基质必须符合各项质量要求,以便制成合格的栓剂。常用基质有脂肪性基质和水溶性基质两类。

对于制备栓剂的固体药物,除另有规定外,应制成全部通过六号筛的粉末。

栓剂的制备方法有热熔法、冷压法和搓捏法三种,可按基质的不同性质选择制备方法。一般脂肪性基质可采用上述任一种方法,而水溶性基质则多采用热熔法。热熔法制备栓剂的工艺流程为基质→熔化→加入药物(混匀)→注入栓模(已涂润滑剂)→完全凝固→削去溢出部分→脱模、质检→包装。

栓剂应在洁净环境中制备,用具、容器需经适宜方法清洁或消毒,原料和基质也应根据使用部位卫生学的要求给予相应的处理。

制备脂肪性基质栓剂时,油溶性药物可直接溶于基质中。不溶于油脂而溶于水的药物可先加入少量水溶解,再以适量羊毛脂吸收后与基质混合。难溶性固体药物一般应先研成细粉(过六号筛)混悬于基质中,灌注模具时,应注意使温度接近凝结温度并随加随搅拌,使药物分布均匀,防止沉积。

为了使栓剂冷却后易从栓模中脱出,模型应涂润滑剂。水溶性基质涂油溶性润滑剂,如液状石蜡、麻油等;油溶性基质涂水溶性润滑剂,多用肥皂醑(软皂:甘油:95%乙醇＝1:1:5)。栓剂制成后,分别用药品包装纸包裹,置于玻璃瓶或纸盒内,在25 ℃以下贮藏。

为保证在栓剂处方的设计和制备中确定基质用量,保证剂量准确,常需预先测定药物置换价。置换价是药物的质量与同体积基质的质量之比,不同的栓剂处方,用同一模型所制的栓剂容积相同,但其质量则随基质与药物密度的不同而有区别。如碘仿的可可豆脂置换价为3.6,即3.6 g的碘仿和1 g可可豆脂所占的容积相等。根据置换价我们可对药物置换基质的质量进行计算。当药物与基质的密度相差较大或主药含量较高时,测定其置换价更有实际意义。

【实验材料】

1. 仪器:栓模、蒸发皿、研钵、水浴、电炉、托盘天平、融变时限检查仪等。

2. 试剂:甘油、碳酸钠、硬脂酸、阿司匹林、半合成脂肪酸酯、吐温80、醋酸洗必泰、冰片、乙醇、甘油、明胶、蒸馏水等。

【实验方法】

1. 甘油栓剂的制备

(1)处方

甘油	24.0 g
干燥碳酸钠	0.6 g
硬脂酸	2.4 g
纯化水	3.0 mL
制成肛门栓	9 枚

（2）制法

取干燥碳酸钠与纯化水置于蒸发皿中,搅拌溶解,加甘油混合置水浴上加热,同时缓缓加硬脂酸细粉,随加随搅。待泡沸停止、溶液澄明后,倾入涂了润滑剂的鱼雷形栓模中,共注9枚(稍微溢出模口),冷后削平,取出包装即得。

（3）用途

本品为润滑性泻药,用于便秘。

2. 阿司匹林栓剂的制备

（1）处方

阿司匹林	3.0 g
半合成脂肪酸酯	q. s
制成肛门栓	10 枚

（2）制法

① 阿司匹林置换价的测定

（a）纯基质栓的制备:取半合成脂肪酸酯 7.5 g 置于蒸发皿内,移置水浴上加热熔化后,注入涂过润滑剂的栓模中,冷却后削去溢出部分,脱模,得完整的纯基质栓数枚。用纸擦去栓剂外的润滑剂后称重,得每枚基质栓的平均质量(G）。

（b）含药栓的制备:称取研细的阿司匹林 3.0 g,另取半合成脂肪酸酯 6.0 g 置于蒸发皿中,于水浴上加热,至基质 2/3 熔化时,立即取下蒸发皿,搅拌至全熔,将阿司匹林加入已熔化的基质中搅拌均匀,然后注入涂有润滑剂的栓模中,用冰浴迅速冷却固化,削去溢出部分,脱模,得完整的含药栓数枚。擦去润滑剂后称重,得每枚含药栓平均质量(M）。每粒含主药量 W。

（c）置换价的计算: $DV = \dfrac{W}{G-(M-W)}$

② 阿司匹林栓的制备

（a）基质用量的计算:将上述实验得到的阿司匹林的半合成脂肪酸酯置换价代入公式算出每枚栓剂所需基质量,并得出 10 枚栓剂需要的基质量。

（b）栓剂的制备:称取研细的阿司匹林 3 g,另取计算量的半合成脂肪酸酯置于蒸发皿中,于水浴上加热,搅匀,注模,即制得阿司匹林栓剂。

（3）用途

本品为解热镇痛药。

3. 醋酸洗必泰栓剂的制备

（1）处方

醋酸洗必泰	0.1 g
吐温 80	0.4 g
冰片	0.005 g
乙醇	0.5 g
甘油	12.0 g
明胶	5.4 g
蒸馏水	加到 40 g
制成阴道栓	4 枚

（2）制法

明胶置于小烧杯中，加水 40 mL，浸泡约 30 min，使之膨胀变软，再加甘油在水浴上加热使明胶溶解，继续加热使质量达 36～40 g 为止。取醋酸洗必泰、吐温 80 混匀，另将冰片溶于乙醇中，在搅拌下与药液混匀，再加到甘油明胶溶液中，浇模，冷却，削平，即得。

（3）用途

本品用以治疗宫颈糜烂和阴道炎。

4. 栓剂的质量检查

（1）质量差异

栓剂的质量差异限度可按下法测定：取栓剂 10 粒，精密称定总质量，求得平均粒重后，再分别精密称得各粒的质量。每粒质量与平均质量相比较，超出质量差异限度的栓剂不得多于 1 粒，并不得超出限度 1 倍。

（2）融变时限

按照《中国药典》（2020 年版）融变时限检查法（通则 0922）检查，应符合规定。

【实验结果】

1. 置换价　记录阿司匹林的半合成脂肪酸酯置换价测定数据与计算结果。

2. 将栓剂的各项质量检查结果记录于表 4-21 中。

表 4-21　栓剂质量检查结果

制剂	外观	质量/g	质量差异限度	融变时限
甘油栓				
阿司匹林栓				
洗必泰栓				

【注意事项】

1. 制备甘油栓时，水浴要保持沸腾，硬脂酸细粉应少量分次加入，与碳酸钠充分反应，直至泡沸停止、溶液澄明、皂化反应完全，才能停止加热。其反应的化学方程式如下：

$$2C_{17}H_{35}COOH + Na_2CO_3 \rightarrow 2C_{17}H_{35}COONa + CO_2\uparrow + H_2O$$

2. 皂化反应生成 CO_2，制备时务必除尽气泡后再注模，否则栓剂内含有气泡影响剂量和美观。成品水分含量不宜过多，因肥皂在水中呈胶体，水分过多会使成品发生浑浊。故也有用硬脂酸钠与甘油经加热、溶解、混合制成甘油栓，这样既可省去皂化反应步骤又提高了甘油栓的质量，使甘油栓无水分渗出。

3. 阿司匹林易氧化变色，故混合时基质温度不宜过高。

4. 注好的栓模应在适宜的温度下冷却一定时间。冷却的温度偏高或时间太短，常发生粘模现象；冷却温度过低或时间过长，则又易产生栓剂破碎。

5. 制备醋酸洗必泰栓剂时，醋酸洗必泰与土温 80 必须混匀，否则影响成品含量。

6. 制备栓剂时，要控制基质中水分的含量。蒸发水分需较长时间，但必须蒸至处方量。水量过多，栓剂太软，反之则栓剂太硬。

【思考题】

1. 热熔法制备栓剂应注意什么？基质中加入药物有哪些方法？

2. 甘油栓的制备原理是什么？操作时有哪些注意点？

3. 制备阿司匹林栓时应注意哪些问题？

4. 醋酸洗必泰栓为何选用甘油明胶基质？

实验 12　片剂的制备

【实验目的】

1. 熟悉片剂制备的基本工艺过程，掌握湿法制粒压片的一般工艺。

2. 掌握片剂质量检查方法。

3. 学会分析片剂处方的组成和各种辅料在压片过程中的作用。

【实验原理】

片剂系指药物与适宜的辅料均匀混合，通过制剂技术压制而成片状的固体制剂。片剂主要供口服，它是临床应用最广泛的剂型之一，具有剂量准确、质量稳定、服用方便、成本低等优点。

片剂由药物和辅料两部分组成。辅料是指片剂中除主药外一切物质的总称，亦称赋形剂，为非治疗性物质。加入辅料的目的是使药物在制备过程中具有良好的流动性和可压性，有一定的黏结性，遇体液能迅速崩解、溶解、被吸收而产生疗效。辅料应为惰性物质，性质稳定，不与主药发生反应，无生理活性，不影响主药的含量测定，对药物的溶出和吸收无不良影响。但是，实际上完全惰性的辅料很少，辅料对片剂的性质甚至药效有时可产生很大的影响，因此，要重视辅料的选择。片剂中常用的辅料包括填充剂、润湿剂、黏合剂、崩解剂及润滑剂等。

片剂的制备方法主要包括湿法制粒压片、干法制粒压片和直接压片法，其中湿法制粒压片较为常用。湿法制粒压片适用于对湿热稳定的药物。其一般工艺流程如下：

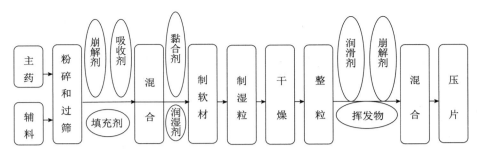

1. 主药及辅料的处理

为保证片剂质量,在片剂制备前,主药及原辅料必须经过干燥,粉碎和过筛等处理,一般要求粉末细度在 100 目以上。当主药为难溶性药物时,必须有足够的细度以保证混合均匀及溶出度符合要求。若药物量少,与辅料相差悬殊时,可用等体积递增配研法混合,一般可混合均匀。若其含量波动仍然较大,可采用溶剂分散法,即将量小的药物先溶于适宜的溶剂中,再与其他成分混合,通常可以混合均匀。

2. 制湿颗粒

根据主药的性质选好润湿剂或黏合剂。制软材时要控制润湿剂或黏合剂的用量,软材的干湿程度应适宜,以"握之成团,轻压即散"为度,且握后掌上不粘粉。颗粒一般要求较圆整,可含有一部分小颗粒。如果颗粒中细粉过多,说明黏合剂用量太少;如果呈线条状,说明黏合剂用量太多。以此颗粒压成的片剂会出现太松或太硬的现象。

3. 干燥、整粒

已制好的湿颗粒应根据主药和辅料的性质于适宜温度(一般控制在 50~60 ℃)尽快干燥,对湿热稳定者,干燥温度可适当提高。干燥时应注意颗粒不要铺得太厚,以免干燥时间过长而破坏药物,且干燥过程中要经常翻动。干燥后的颗粒往往粘连结块,须再进行过筛整粒,整粒时筛网孔径应与制粒时相同或略小。整粒后加入润滑剂和崩解剂等辅料与颗粒混匀,计算片重后即可压片。

4. 片重计算

计算片重主要有两种方法。一是测定主药含量,以确定片剂的理论片重。可按以下公式计算:

$$每片颗粒重 = \frac{每片应含主药含量}{干颗粒中主药的质量分数}$$

$$片重 = 每片颗粒重 + 临压前每片加入辅料重$$

另一种方法是按颗粒质量计算片重,即:

$$片重 = \frac{干颗粒重 + 压片前加入辅料重}{应压片数}$$

5. 片剂的质量检查

(1)硬度   片剂应有足够的强度,以免在包装、运输等过程中破碎或被磨损,以保证剂量准确。

(2)崩解度   片剂服用后,必须破碎成小颗粒,形成较大的比表面积,以利于药物的溶出。崩解是溶出的前提条件。

(3)溶出度   药物从崩解后的颗粒中溶出后才能被吸收而发挥治疗作用。对于一些难溶性药物的片剂,溶出是吸收的限速过程。因此片剂的溶出度是体外和生产中重要的质量指标。

(4)片重差异 直接影响片剂的剂量准确性。另外,片剂的质量标准还包括药物的均匀度和片剂的外观等。凡检查含量均匀度的片剂,不再检查质量差异;凡检查溶出度的片剂,不再检查崩解时限。

【实验材料】

1. 仪器:单冲压片机、崩解仪、分析天平、普通天平、工业筛(药筛)、乳钵等。

2. 试剂:淀粉、糖粉、糊精、硬脂酸镁、阿司匹林、淀粉、枸橼酸、滑石粉、硝酸甘油、乳糖、17%淀粉浆、10%淀粉浆等。

【实验方法】

1. 空白片的制备

(1)处方

蓝淀粉(代主药)	1.0 g
糖粉	3.3 g
糊精	2.3 g
淀粉	50.0 g
50%乙醇	4.0 mL
硬脂酸镁	0.06 g
共制	100 片

(2)制法

取蓝淀粉与糖粉、糊精和淀粉以等量递加法混匀,然后过 60 目筛二次,使其色泽均匀。再用喷雾法加入乙醇,迅速搅拌并制成软材,过 14 目筛制粒,湿粒在 60 ℃ 温度下烘干,干粒过 10 目筛整粒,加入硬脂酸镁混匀后,称重,计算片重,开始压片,经调节片重和压力后,使之符合要求,即可正式压片。

2. 阿司匹林片剂的制备

(1)处方

阿司匹林	10.0 g
淀粉	6.0 g
枸橼酸	适量
10%淀粉浆	适量
滑石粉	0.5 g
共制	50 片

(2)制法

① 10%淀粉浆的制备:将 0.2 g 枸橼酸(或酒石酸)溶于约 20 mL 蒸馏水中,再加入淀粉约 2 g 分散均匀,电炉加热糊化,制成 10%的淀粉浆。

② 制粒:取处方量阿司匹林与淀粉混合均匀,加适量 10‰淀粉浆制软材,过 16 目筛制粒,将湿粒于 40～60 ℃干燥,用 16 目筛整粒并与滑石粉混匀,压片,即得。

（3）用途

本品为解热镇痛药,用于感冒、发热、风湿痛。

3. 硝酸甘油片的制备

（1）处方

硝酸甘油	0.06 g
乳糖	8.88 g
硬脂酸镁	0.1 g
17‰淀粉浆	适量
糖粉	3.8 g
共制成	100 片(每片含硝酸甘油 0.6 mg)

（2）制法

用乳糖、糖粉、淀粉浆制备空白颗粒,然后将硝酸甘油制成 10‰的乙醇溶液(按 120‰)投料拌于空白颗粒的细粉中(30 目以下),过两次 14 目筛后,于 40 ℃以下干燥 50～60 min,再与事先制成的空白颗粒及硬脂酸镁混匀,压片,即得。

（3）用途

本品属于急救药,可用于治疗心绞痛。

4. 片剂的质量检查

（1）外观检查

随机抽取样品 100 片,平铺于白底板上,置于 75 W 光源下 60 cm 处,距离片剂 30 cm,以肉眼观察 30 s。

检查结果应符合下列规定:完整光洁,色泽一致;80～120 目色点应<5‰,麻面<5‰,中药粉末片除个别外应<10‰,并不得有严重花斑及特殊异物;包衣中的畸形片不得超过 0.3‰。

（2）质量差异限度的检查

取药片 20 片,精密称总质量,求得平均片重后,再分别精密称定各片的质量,每片片重与平均片重相比较,超出质量差异限度的药片不得多于 2 片,并不得有 1 片超出质量差异限度的 1 倍。片剂质量差异限度见表 4-22。

表 4-22 片剂质量差异限度

片剂的平均质量	质量差异限度
0.30 g 以下	±7.5‰
0.30 g 或 0.30 g 以上	±5‰

（3）崩解时限的检查

吊篮法:应用智能崩解仪进行测定,按《中国药典》(2020 年版)规定方法检查出各种片的崩解时限标准。取药片 6 片,分别置于崩解仪吊篮的 6 个玻璃管中,开动仪器使吊篮浸入 (37 ± 1.0) ℃水中,并按一定的频率和幅度往复运动(30～32 次/min)。从片剂置于玻璃管时开始计时,至片剂全部或崩解成碎片并全部通过玻璃管底部的筛网($\phi2$ mm)为止,该时间即为片剂的崩解时间,应符合规定崩解时限(一般压制片为 15 min)。如有 1 片不符合要求,应另取 6 片复试,均应符合规定。

(4)硬度检查

① 指压法:取药片置中指和食指之间,以拇指用适当的力压向药片中心部,如立即分成两片,则表示硬度不够。

② 自然坠落法:取药片 10 片,从 1 m 高处平坠于 2 cm 厚的松木板上,以碎片不超过 3 片为合格。否则应另取 10 片重新检查。本法对缺解不超过全片 1/4 的,不作碎片论。

③ 应用片剂四用测定仪破碎强度法进行测定:开启电源开关,检查硬度指针是否为零位。将硬度盒盖打开,夹住被测药片。将倒顺开关置于"顺"的位置,拨选择开关至硬度挡。硬度指针左移,压力逐渐增加,药片碎自动停机,此时的刻度值即为硬度值(kg),随后将倒顺开关拨至"倒"的位置,指针退到零位。测定 3～6 片,取平均值。

(5)脆碎度检查

取 20 片药片,精密称定总质量后放入片剂四用测定仪脆碎盒中,选择开关拨至脆碎位置,振动 4 min,除去细粉和碎粒,称重后与原药片质量比较,其减重率不得超过 0.8%。

【实验结果】

将片剂质量检查结果填入表 4-23 中,并对结果进行讨论。

表 4-23 片剂质量检查结果

片剂	外观	质量差异	崩解时限	硬度	脆碎度
阿司匹林片剂					
硝酸甘油片					

【注意事项】

1. 阿司匹林在润湿状态下遇铁器易变为淡红色。因此,应尽量避免与铁器接触,如过筛时选用尼龙筛网,并应迅速干燥,且干燥时温度不宜过高,以免水解。

2. 在实验室中配制淀粉浆,可用直火加热,也可用水浴加热。如用直火时需不停搅拌,防止焦化致使片面产生黑点。

3. 加浆的温度以温浆为宜,温度太高不利于药物稳定,温度太低不利于药物分散均匀。

4. 由于硝酸甘油片是通过舌下吸收的,故制备时不宜加入不溶性的辅料(除微量的硬脂酸镁作为润滑剂以外)。为防止混合不匀造成含量均匀度不合格,采用主药溶于乙醇再加入(也可喷入)空白颗粒中的方法。制备中还应注意防止振动、受热和吸入人体,以免造成爆炸以及操作者的剧烈头痛。

【思考题】

1. 制备阿司匹林片时,如何避免阿司匹林分解?应选择何种润滑剂?

2. 压制片剂时,为何大多数药物需先制成颗粒?

3. 使用单冲压片机时应注意哪些问题?

实验 13 片剂薄膜包衣及质量评价

【实验目的】

1. 掌握用糖衣锅包薄膜衣的方法。
2. 了解包衣材料的配制方法。

【实验原理】

为了掩盖药物的不良味道、防潮、遮光、提高药物稳定、定位释放、控制药物释放速度、避免药物在胃中破坏和改善片剂外观等，一般会在片剂表面上包上一适宜材料的衣层，即包衣片。包衣片种类有糖衣片、薄膜衣片。糖衣片近年来在新产品中应用得愈来愈少，已有的糖衣片也在逐渐转制为薄膜衣片。薄膜衣片又分为普通薄膜衣片、肠溶薄膜衣片及胃肠不溶薄膜衣片等。

用于包衣的片剂称素片。素片应有足够的硬度，且具有良好的崩解性能，以免在包衣时因摩擦而使素片松裂或粉尘过多，影响包衣片的光洁，或因包衣造成片剂崩解迟缓。

薄膜包衣材料可分为水溶性包衣材料和醇溶性包衣材料。制成的薄膜衣有胃溶的，有肠溶的，还有胃肠均不溶的。包衣材料的主要成分有成膜材料、增塑剂、增溶剂、致孔剂等。

包衣的方法有滚转包衣法、流化床包衣法及压制包衣法等。薄膜包衣常用的方法有滚转包衣法和高效包衣机法。糖衣锅法属滚转包衣法。

用糖衣锅包薄膜衣，需在锅内设置几块挡板，以增高素片的流动状态，使素片更好地形成散落状态。用糖衣锅包薄膜衣的大致工艺过程如下：

① 锅内增加 3～5 块挡板；

② 素片温度控制在 40～60 ℃；

③ 锅转动后将膜衣液喷入片床内，直至达到要求厚度即可出锅干燥。

包薄膜衣应注意以下几个重要环节：

① 热风交换率要好；

② 喷液输出量要调节好；

③ 喷枪的雾化效果要好；

④ 素片翻滚速度可调。

上述因素都会因设备不同而需要改变或因热风交换、雾化压力、输液速度等变化而变化，但总的原则是：雾化液滴对素片的附着力要大于素片与锅壁、素片与素片之间的附着力，才能在素片的表面形成完整的膜衣层。

【实验材料】

1. 仪器：包衣锅、智能溶出仪、红外灯、分析天平、硬度测定仪等。
2. 试剂：丙烯酸树脂Ⅰ、70%乙醇、蓖麻油、PEG6000、乳糖、邻苯二甲酸二乙酯、水杨酸片剂等。

【实验方法】

1. 包衣处方

丙烯酸树脂Ⅰ	40.5 g
70%乙醇	882 g
PEG6000	7.6 g
乳糖	7.6 g
邻苯二甲酸二乙酯	17.6 g

2. 包衣液配制方法

取丙烯酸树脂Ⅰ加入处方规定的乙醇溶液中溶解,然后加入其他的成分,搅拌溶解即得。

3. 包衣操作

取素片 300 g 置包衣锅内,锅内置 3 块挡板,吹热风使素片温度达到 40～60 ℃,调节气压,使喷枪喷出雾状、再调好输液速度即可开启包衣锅(30～50 r/min),喷入包衣液直至达到片面色泽均匀一致,停喷包衣液,取出片剂,60 ℃干燥。

4. 操作注意事项

(1) 要求素片较硬、耐磨,包衣前筛去细粉,以使片面光洁。

(2) 包衣操作时,喷速与吹风速度的选择原则是使片面略带润湿,又要防止片面粘连。温度不宜过高或过低。温度过高则干燥太快,成膜不均匀;温度太低则干燥太慢,造成粘连。

5. 质量检查与评定

(1) 外观检查 主要检查片剂的外形是否圆整、表面是否有缺陷(碎片粘连和剥落、起皱和橘皮膜、起泡和桥接、色斑和起霜等)、表面粗糙程度和光洁度。确定包衣片的质量和硬度等,并与素片进行比较。

(2) 抗热实验 将包衣片 50 片置 250 W 的红外灯下 15 cm 处受热 4 h,观察并记录片面变化情况。注:合格品片面应无变化。

(3) 耐湿耐水性实验 将包衣片置于恒温、恒湿装置中经过一定时间,以片剂增重为指标,表示耐湿耐水性。比较素片与包衣片的溶出度。

【实验结果】

将各项质量检查结果记录于表 4-24 中。

表 4-24 包衣片与素片质量检查比较结果

类型	外观	质量/g	硬度	抗热性	抗湿性	溶出度
包衣片						
素片						

【思考题】

1. 片剂包衣的影响因素有哪些?

2. 为什么要进行片剂包衣?

实验 14　微型胶囊的制备

【实验目的】

1. 掌握用复凝聚法制备微囊的基本原理、方法及影响因素。
2. 掌握用喷雾干燥法制备微囊的基本原理、方法及影响因素。

【实验原理】

　　微型胶囊是一种新工艺,微型胶囊可以看作是药物包裹在一种薄膜内而形成的一种无缝胶囊剂。它在药物制剂上的作用是:(1)延缓药物的释放;(2)增加药物的稳定性;(3)改善某些口服药物的消化道反应;(4)掩盖药物的苦味;(5)减少复方制剂的配伍禁忌等。

　　根据临床需要可将微囊制成散剂、胶囊剂、片剂、注射剂以及软膏剂等。

　　微囊的制法很多,根据药物性质及制备条件不同而加以选择,其中以复凝聚法应用较多。其原理是:亲水胶体是带有电荷的,当两种或两种以上带相反电荷的胶体溶液相遇时,因电荷中和而产生沉淀。如使用的阿拉伯胶带负电荷,而 A 型明胶在等电点以上带负电,在等电点以下带正电。如果将准备包囊的药物先与阿拉伯胶混合,制成乳剂(囊心为液体药物,如鱼肝油)或混悬液(囊心为固体药物),然后在 40～60 ℃温度下与等量的明胶溶液混合,此时,由于明胶溶液带少量正电荷,故并不发生凝聚现象。若此时用醋酸调节混合液的 pH 至 4.5 以下(一般在 3.8～4.0),则明胶全部转为正电荷,与带负电荷阿拉伯胶相互凝聚而包在药物周围,成为微囊。但此时的微囊松软,若降低温度使达到胶凝点以下,就开始胶凝,硬化成硬的胶囊。再加入甲醛使囊膜变性,则微囊硬化。因此,甲醛用量的多少能影响变性程度。当降温接近凝固点时,微囊容易粘连,故需不断搅拌,并用一定量的水稀释。最后用 5%NaOH 调 pH 至 7～8,以增强甲醛与明胶的交链作用,使凝胶的网状结构孔隙缩小,可以耐热。

【实验材料】

　　1. 仪器:天平、玻璃棒、量筒、烧杯、水浴锅、研钵、pH 试纸、棉花、喷雾干燥机、光学显微镜等。

　　2. 试剂:鱼肝油、猪皮明胶(A 型明胶)、甘油、阿拉伯胶、醋酸(10%)、甲醛溶液(37%)、NaOH 溶液、布洛芬原料药、阿司匹林原料药、丙烯酸树脂Ⅱ号、蓖麻油、95%乙酸、乙基纤维素、乙酸乙酯、十二烷基硫酸钠等。

【实验方法】

　　1. 鱼肝油微囊(液体药物包囊)

　　(1) 处方

鱼肝油	3.0 g
猪皮明胶(A 型明胶)	5.0 g
甘油	1.3 g
阿拉伯胶	5.0 g
醋酸(10%)	适量
甲醛溶液(37%)	4.0 mL

（2）制法

① 制备明胶液：取猪皮明胶 5 g，加甘油 1.3 g 和蒸馏水 100 mL，置 60 ℃水浴中溶解，并测定其 pH。

② 鱼肝油乳剂的制备：取阿拉伯胶 3.5 g，加水 50 mL，在 60 ℃水浴中加热，搅拌溶解，趁热用棉药过滤，备用。

另取阿拉伯胶 1.5 g，在乳钵中研细，加鱼肝油 3 g、水 2.4 mL，急速研磨成初乳，然后分次加入上述阿拉伯胶液，边加边研，使成均匀的乳剂。另取 800 mL 烧杯，加水 300 mL，加热至 50 ℃左右，然后在搅拌下加入乳剂，使之均匀。同时在显微镜下检查，记录检查结果（绘图），并测定乳剂的 pH。

③ 混合：在上述鱼肝油乳中，在搅拌下加入前面所配的 60 mL 明胶溶液，取此混合液在显微镜下观察（绘图），同时测定混合液的 pH。混合液温度保持在 50 ℃左右。

④ 调 pH 成囊：在不断搅拌下，用 10％醋酸溶液调节混合液的 pH 至 4.0 左右，同时在显微镜下观察，看是否成为微囊，并绘图记录观察结果。与未调 pH 前比较有何不同。

⑤ 第二次加胶：加入剩余的 40 mL 明胶溶液，加入上述微囊液中，使之全部成囊（用显微镜观察，必要时加酸调节）。

⑥ 固化：在不断搅拌下，加入预热至 40 ℃左右的 230～250 mL 水，将微囊液置于冰浴中，不断搅拌，急速降温至 10 ℃以下，加入 37％甲醛溶液 4 mL，搅拌。用 NaOH 溶液调 pH 至 7～8，搅拌。同时在显微镜下观察，绘图表示结果（测定微囊大小）。

⑦ 过滤干燥：从冰浴中取出微囊液，静置等微囊下沉，抽滤，用蒸馏水洗涤，加入 6％左右的淀粉用 20 目筛制粒，于 50 ℃以下干燥，称重，计算收得率。

2. 阿司匹林肠溶微囊

（1）处方

阿司匹林	0.5 g
丙烯酸树脂Ⅱ号	2 g
95％乙醇	100 mL
蓖麻油	适量

（2）制法

称取丙烯酸树脂Ⅱ号溶解于 95％乙醇，再将阿司匹林溶于其中，加适量蓖麻油，搅拌均匀，进行喷雾干燥。

（3）检查

观察阿司匹林肠溶微囊的外观、性状，并在光学显微镜下观察其结构。

3. 布洛芬微球的制备

（1）处方

布洛芬	0.3 g
乙基纤维素	0.3 g
乙酸乙酯	适量
十二烷基硫酸钠	适量
蒸馏水	适量

（2）操作

① 油相的制备：称取乙基纤维素 0.3 g，加乙酸乙酯 5 mL，溶解完全后，将布洛芬 0.3 g 溶解于其中，即得。

② 水相的制备：取 100 mL 蒸馏水置于分液漏斗中，加乙酸乙酯 15 mL，混匀后静置取下层得乙酸乙酯饱和的水溶液，加入十二烷基硫酸钠，使其浓度为 1%，制得水相。

③ 微球的制备：取上述油相 5 mL 加入 50 mL 水相中，玻璃棒搅拌制得乳状液。再将乳状液倾入过量水中，连续搅拌 20 min，乙酸乙酯不断扩散至水中，乙基纤维素溶解度降低，与布洛芬形成微球并析出，沉降，过滤，用少量乙醇洗涤，干燥即得。

（3）操作注意

① 乳状液形成时应控制搅拌速度，速度过慢所得的微囊粒径较大，反之则产生较多气泡，影响微囊的形成。

② 将乳状液倾入过量水中的过程中，可轻微搅拌，以避免乙基纤维素成片状析出漂浮于液面之上。

4. 微囊（球）质量评价

（1）微囊（球）大小及其分布的测定

本实验所制备的微囊（球）均为圆球形，可用光学显微镜进行目测法测定其直径。具体操作为：取少量湿微囊（球），加蒸馏水分散，盖上盖玻片（注意清除气泡），用有刻度标尺的目镜测量 600 个微囊，按不同大小计数。

（2）包封率的测定

包封率的测定可用离心法：取所制得微囊（球）适量，加水混悬，离心测定未包裹药量，并计算其包封率。

【实验结果】

1. 绘图分析：分别绘制所得的微囊（球）形态图，并记录微囊（球）外观性状于表 4-25 中，讨论制备过程中的现象与问题。

表 4-25　鱼肝油微囊、阿司匹林肠溶微囊和布洛芬微球外观性状

	外观	显微镜结构
鱼肝油微囊		
阿司匹林肠溶微囊		
布洛芬微球		

2. 测定微囊的大小，记录最大和最多粒径（表 4-26）。

表 4-26　微囊粒径分布

微囊直径/μm	<10	10~<20	20~<30	30~<40	40~<50	50~<60	60~<70	70~80	>80
数目/个									
频率/%									

3. 按下列公式计算微囊（球）平均体积径：

$$d_{av} = \sum (nd) / \sum n = (n_1 d_1 + n_2 d_2 + \cdots + n_n d_n) / (n_1 + n_2 + \cdots + n_n)$$

式中：n_1、n_2、$\cdots n_n$ 为具有粒径 d_1、d_2、$\cdots d_n$ 的粒子数。

4. 囊(球)径分布：微囊(球)每隔 10 μm 为一单元，每个单元的微囊(球)的个数除以总个数得微囊(球)分布的频率，以频率(%)为纵坐标，微囊(球)的直径(μm)为横坐标，绘制微囊(球)囊(球)径方块图。

【注意事项】

1. 复凝聚法制备微囊，用 10% 醋酸溶液调节 pH 是操作关键。因此，调节 pH 时一定要把溶液搅拌均匀，使整个溶液的 pH 为 4.0。

2. 制备微囊的过程中，始终伴随搅拌。但搅拌速度以产生泡沫最少为度，必要时加入几滴戊醇或辛醇消泡，可提高收率。

3. 固化前勿停止搅拌，以免微囊粘连成团。

【思考题】

1. 复凝聚工艺制备微囊的关键是什么？在实验时应如何控制其影响因素？

2. 囊心物为吲哚美辛或磺胺二甲嘧啶，囊材是明胶，能否用甲醛固化？为什么？

3. 微囊(球)中药物的释放机制有哪些？如何调整微囊(球)中药物的释放速度？

4. 简述药物微囊(球)化的意义。

5. 说明调节 pH 前后显微镜观察混合液的变化情况，并说明变化原因。

6. 阿司匹林肠溶微囊加入蓖麻油的作用是什么？

第三篇　药物分析实验

第五章　药物分析实验基本知识

一、药物分析实验室安全守则

在药物分析实验中,经常使用水、电、燃气,某些具有腐蚀性甚至易燃、易爆或有毒的化学药品,大量的易损玻璃仪器,以及某些压力容器和具有高电压的实验设备。为保证实验人员自身和实验室及其环境的安全,实验中必须严格遵守实验室安全规则并做好安全防护,主要包括以下几方面:

1. 着装

（1）按规定穿工作服,严禁戴隐形眼镜,以防止化学品溅入眼镜而腐蚀眼睛。

（2）涉及危害物质或危险性操作,应佩戴安全防护用具(防护口罩、手套、眼镜等)。

2. 饮食

（1）避免在实验室饮用任何食物(包括水、口香糖)。

（2）使用化学药品或生物药品后均需先洗净双手方能进食。

（3）食物禁止储藏在实验室的冰箱或储藏柜。

3. 药品的领用、存储及操作

（1）领取和使用药品时,清楚药品危害标示和图样;危险性药品(如汞盐、砷化物、氰化物等剧毒性药品)的领取实行登记制度。

（2）实验用药品应存放于指定位置,并远离火源,避免阳光直射;有机溶剂、固体化学药品、特殊药品应分别存放。

（3）禁止用嘴、鼻直接接触化学药品(如用嘴吸取试剂或溶液)。

（4）使用腐蚀性、刺激性或毒害性药品(如硝酸、盐酸、硫酸、高氯酸、甲酸、冰醋酸、氨水、过氧化氢等)时,应佩戴橡胶手套和防护眼镜,避免裸手直接取用,并在特殊设备(如通风橱)中进行。

（5）实验中产生的废弃物应排放于指定容器,集中处理;废弃液体禁止混合,并不得任意排放于下水道;酸、碱或剧毒性药品溅落时,应及时清理。

4. 玻璃仪器的清洁

（1）清洁液一般只限于洗涤滴定管、移液管(刻度吸量管)、量瓶等容量器具。使用时,应先用水冲洗仪器中附着的大部分污物后,再用清洁液浸洗。其他玻璃仪器一般用毛刷和洗涤剂刷洗。

（2）使用清洁液或洗涤剂洗涤的器皿,应用自来水冲洗干净后,再用纯水淋洗。

（3）使用自来水冲洗或纯水淋洗时，均应遵循少量多次的原则，且每次均应将水沥干，以提高效率。

5. 安全防护

（1）防火　实验室内严禁吸烟；燃气使用后及时关闭阀门；分取和使用易燃有机溶剂（如乙醚、乙醇、丙酮、苯等）时应远离火源（需加热操作时，应在无明火的水浴中进行），取用完毕后立即盖紧瓶盖并放于阴凉通风处。实验室一旦发生火灾，及时切断电源或燃气源，并采取相应的灭火措施：一般小火可使用湿布、石棉布或沙土覆盖燃烧物；不溶于水的有机溶剂或与水能反应的化学物质（如金属钠）起火，不可用水灭火，应使用二氧化碳灭火器；电器起火，亦不可用水灭火，而应使用四氯化碳灭火器。情况紧急时应立即报警。

（2）用电安全　在使用电器设备前，应认真听取指导教师的讲解或仔细阅读并理解操作规程，操作过程中应严格遵循操作规程。如电器设备无接地设施或操作者手上有水或潮湿请勿使用电器设备。

（3）压力容器安全　高压气瓶（如氢气、乙炔气）应存放在远离热源、通风良好的阴凉干燥处；气瓶搬运应确认护盖锁紧后进行，搬运过程要轻，放置要稳；各种气压表不得混用；气瓶内气体不可用尽，以防倒灌；开启气门时应站在气压表的一侧，不得将头或身体对准气瓶总阀。

（4）实验结束后，实验人员离室前应检查水、电、燃气和门窗，确保安全。

6. 环境卫生

（1）实验室应保持整洁，废弃物不得堆积于操作区；废弃物的清除及处理必须符合卫生要求，于指定处所排放。

（2）凡有毒性或易燃废弃物应特别处理。油类或化学药品溢洒于工作台或地面时应立即擦拭并冲洗干净。

7. 实验室伤害的预处理

（1）普通伤口　以生理食盐水清洗伤口，以胶布固定后送至医院处理。

（2）烧烫（灼）伤　以冷水冲洗 15～30 min（散热止痛）后，以生理食盐水擦拭（勿以药膏等涂抹或纱布覆盖），紧急送至医院处理。

（3）化学药品灼伤　以大量清水冲洗后，以消毒纱布或布块覆盖伤口，并紧急送至医院处理。

二、药物分析实验操作基本要求

药物分析实验是药物分析课程教学的重要组成部分。按教学大纲规定，药物分析实验课的教学目的是：通过药物分析基本理论与基本方法的验证性实验，加深和巩固学生对本学科专业知识的理解和掌握；通过代表性常规药物质量分析方法操作训练，学生能够熟练掌握药物分析的基本操作和技能，正确使用《中国药典》；培养学生良好的实验习惯、实事求是的科学态度和严谨细致的工作作风；培养学生独立思考与解决问题的能力，使学生全面了解药物分析工作的性质和任务，具备药物质量标准分析方法的建立和评价的初步能力。

为了达到上述目的，对参加药物分析实验课程学习者提出以下基本要求：

1. 课前认真预习　每次实验前应做好充分的预习，明确本次实验的目的和要求，理解实验的基本原理，熟悉实验的操作要点与注意事项，预先安排好实验进程，提出不理解或不清楚的问题，以利实验的顺利完成。

2. 规范操作　实验过程中在教师的指导下严格按照实验规程操作，认真学习和训练各项操作技术，细心观察实验现象，勤于思考和分析问题。进行指定内容以外的实验或重复实验需经指导教师的批准。

3. 尊重事实　进入实验室要随带药物分析实验的原始记录与报告册。实验进程中应尊重结果事实，及时做好完整而准确的原始记录。原始记录要用钢笔或水性圆珠笔直接记录于药物分析实验原始记录上，不允许随意记于纸条上、手上或其他本子上再誊写，更不允许暂记在脑子里等下一个数据一起记录。原始记录是实验报告的一部分，尊重原始记录是必要的科学作风。原始记录本不得撕页或损毁，原始数据如记录有误，不得涂改，可将写错之处用单线或双线划去（但要求仍能看清原来写错的数字），并在其旁写上正确数据，涂改的原始记录无效。

4. 遵守规则　实验过程中应严格遵守实验室规章制度，并注意以下事项：

（1）实验过程中防止对实验试剂和实验药品的污染，取用时应仔细核对试剂或药瓶标签和取用工具上的标志，杜绝不随手加盖或错盖瓶盖的现象发生。当不慎发生试剂污染时，应及时报告指导教师。公用试剂、药品应在指定位置取用。此外，取出的试剂、药品不能再倒回原瓶。

（2）按操作规程正确使用实验仪器，仪器工作不正常应及时报告指导教师处理，易损仪器破损应及时登记报损、补发。使用精密仪器须经指导教师同意，用毕登记签名。

（3）实验完毕认真清洁并整理操作台面，仪器清洁后复原，经教师同意后方可离开实验室。值日生还应负责整理公用试剂与公用仪器，清洁并整理实验台与实验室，清除实验废弃物于指定地点，并检查水、电、门窗等安全事宜。

5. 认真总结　实验结束后应认真总结实验结果以及实验过程中出现的问题与解决办法，并按指定或其他正确格式填写实验报告，按规定时间上交指导教师。

三、电子天平的使用及有效数字的处理

1. 电子天平的使用

（1）水平调节。观察水平仪，如水平仪水泡偏移，需调整水平调节脚，使水泡位于水平仪中心。

（2）预热。接通电源，预热至规定时间后，开启显示器进行操作。

（3）开启显示器。轻按 ON 键，显示器全亮，约 2 s 后，显示天平的型号，然后是称量模式 0.000 0 g。读数时应关上天平门。

（4）天平基本模式的选定。天平通常为"通常情况"模式，并具有断电记忆功能。使用时若改为其他模式，使用后一经按 OFF 键，天平即恢复"通常情况"模式。称量单位的设置等可按说明书进行操作。

（5）校准。天平安装后，第一次使用前，应对天平进行校准。因存放时间较长、位置移动、环境变化等会影响天平精确度，为获得精确测量，天平在使用前一般都应进行校准操作。

（6）称量。按 TAR 键，显示为零后，置称量物于秤盘上，待数字稳定即显示器左下角的"0"标志消失后，即可读出称量物的质量值。

（7）去皮称量。按 TAR 键清零，置容器于秤盘上，天平显示容器质量，再按 TAR 键，显

示零,即去除皮重。再置称量物于容器中,或将称量物(粉末状物或液体)逐步加入容器中直至达到所需质量,待显示器左下角"0"消失,这时显示的是称量物的净质量。将秤盘上的所有物品拿开后,天平显示负值,按 TAR 键,天平显示 0.000 0 g。若称量过程中秤盘上的总质量超过最大载荷(FA1604 型电子天平为 160 g)时,天平仅显示上部线段,此时应立即减小载荷。

(8) 称量结束后,若较短时间内还使用天平(或其他人还使用天平)一般不用按 OFF 键关闭显示器。实验全部结束后,关闭显示器,切断电源,若短时间内(例如 2 h 内)还使用天平,可不必切断电源,再用时可省去预热时间。若当天不再使用天平,应拔下电源插头。

2. 有效数字的处理

(1) 有效数字　在科学实验中,对于任一物理量的测定,其准确度都是有一定限度的。测量值的记录,必须与测量的准确度相符合。在分析工作中实际能测量到的数字称为有效数字。在记录有效数字时,规定只允许数的最末一位欠准,而且只能上下差 1。确定有效数字的位数,要根据测量所能达到的准确度来考虑。所以,在记录测量值时,一般只保留一位可疑数值,不可夸大。超过有效数字的数位再多,也不能提高结果可靠性,反而会给运算带来麻烦。

从 0 到 9 的 10 个数字中,只有 0 既可以是有效数字,也可以是只作定位用的无效数字,其余的数都只能作有效数字。

(2) 有效数字的修约　在数据处理时,各个测量值的有效数字位数可能不同,为便于运算,应按一定规则舍弃多余的尾数。舍弃多余的尾数,称为有效数字的修约,其主要原则有:①四舍六入五成双,即测量值中被修约的那个数等于或小于 4 时舍弃,等于或大于 6 时,进位。等于 5 且 5 后无数时,若进位后测量值的末位数成偶数,则进位;若进位后,测量值的末位数成奇数,则舍弃。若 5 后还有数,说明修约数比 5 大,宜进位。②只允许对原测量值一次修约至所需位数,不能分次修约。例如将 2.154 91 修约为三位有效数字,不能先修约成 2.155 后再修约成 2.16,只能一次修约为 2.15。③运算过程中,为了减少舍入误差,可多保留一位有效数字(不修约),待算出结果后,再按修约规则,将结果修约至应有的有效数字位数。④在修约标准偏差值或其他表示不确定度时,修约的结果应使准确度的估计值变得更差一些,例如 $S = 0.213$,若取两位有效数字,宜修约为 0.22,取一位有效数字则为 0.3。

(3) 有效数字的运算法则　在计算分析结果时,每个测量值的误差都要传递到结果中去。必须根据误差传递规律,按照有效数字运算法则,合理取舍,才不致影响结果准确度的表达。

在做数学运算时,有效数字的处理,加减法与乘除法不同。做加减法是各数值绝对误差的传递,所以结果的绝对误差必须与各数中绝对误差最大的那个相当。通常为了便于计算,可按照小数点后位数最少的那个数保留其他各数的位数,然后再相加减。

在乘除法中,因是各数值相对误差的传递,所以结果的相对误差必须与各数中相对误差最大的那个相当。通常为了便于计算,可按照有效数字位数最少的那个数保留其他各数的位数,然后再相乘除。

四、填写检验结果和检验报告书的要求

1. 药检人员应本着严肃、负责、实事求是的态度认真填写,做到数据完整、书写清晰、用语规范、结论明确。

2. 检验项目一般可分为性状、鉴别、检查和含量测定 4 大项,每项下再分注小项目。

3. 每个检验项目必须列出项目名称、检验数据、标准规定、检验结论、检验科室及检验者等 6 项内容。

4. 项目名称应按检验依据中的用语,检验数据要准确有效(无效数据不必罗列)。标准规定指检验依据中的规定,检验结论指单项结论。如需用文字描述检验结果,则用语应简洁、确切。

5. 检验报告书中的结论应包括检验依据和检验结果。如:

本品按《××药典》××年版检验,结果符合规定(或不符合规定)。

本品按《××药典》××年版检验上述项目,结果符合规定(或不符合规定)。

本品按《××药典》××年版检验,除××××项目未检,其他项目结果符合规定(或不符合规定)。

6. 检验报告书结论只列检验结果、检验依据和是否符合规定。处理意见不在报告中列出,可另行文提出建议。一般检验报告书格式如下:

药品检验所检验报告书

检品编号: 编号:

检品名称:	规格:
生产单位或产地:	批号:
供样单位:	检品数量:
包装:	有效期:
检验目的:	收验日期:
检验日期:	报告日期:

检验结果:

检验项目　　　　　　　　检验数据

标准规定　　　　　　　　项目结论

结论:

第六章 药物分析实验

实验 1 葡萄糖的一般杂质检查

【实验目的】

1. 掌握一般杂质检查的项目及杂质限量计算方法。
2. 掌握一般杂质检查的原理和方法。

【实验原理】

1. 酸碱度检查

酸碱度检查是指用药典规定的方法对药物中的酸度、碱度及酸碱度等酸碱性杂质进行检查。检查时应以新沸并放冷至室温的水为溶剂。不溶于水的药物，可用中性乙醇等有机溶剂溶解。常用的方法有酸碱滴定法、指示剂法以及 pH 测定法。

2. 氯化物检查

氯化物检查是指药物中微量氯化物在硝酸溶液中与硝酸银试液作用，生成氯化银白色浑浊液，与一定量的标准氯化钠溶液在相同条件下生成的氯化银浑浊相比较，以判断供试品中氯化物的限量。

$$Cl^- + Ag^+ \longrightarrow AgCl \downarrow$$

3. 硫酸盐检查

硫酸盐检查是指药物中微量硫酸盐与氯化钡试液在酸性溶液中作用生成的白色浑浊液，与一定量的标准硫酸钾溶液与氯化钡试液在相同的条件下生成的浑浊比较，以判断供试品中硫酸盐的限量。

$$SO_4^{2-} + Ba^{2+} \longrightarrow BaSO_4 \downarrow$$

4. 铁盐检查

铁盐检查是指药物中三价铁盐在酸性溶液中与硫氰酸盐试液生成红色可溶性的硫氰酸铁配离子，与一定量的标准铁溶液用同法处理后进行比色，以判断供试品中三价铁盐的限量。

$$Fe^{3+} + 6SCN^- \longrightarrow [Fe(SCN)_6]^{3-}$$

5. 重金属检查

重金属检查是指重金属（以铅为代表）在 pH 3～3.5 溶液中与硫代乙酰胺或硫化钠作用，生成黄色到棕黑色的硫化物混悬液，与一定量的标准铅溶液经同法处理后的颜色比较，以控制药品中重金属含量。

$$CH_3CSNH_2 + H_2O \longrightarrow CH_3CONH_2 + H_2S$$
$$Pb^{2+} + H_2S \longrightarrow PbS \downarrow + 2H^+$$

6. 砷盐检查(古蔡氏法)

砷盐检查是利用金属锌与酸作用产生新生态的氢,与药物中微量砷盐作用生成具有挥发性的砷化氢,遇溴化汞试纸,产生黄色至棕色的砷斑,与定量标准砷溶液所生成的砷斑比较,以判断药物中砷盐的限量。

$$AsO_3^{3-} + 3Zn + 9H^+ \longrightarrow AsH_3 \uparrow + 3Zn^{2+} + 3H_2O$$
$$AsH_3 + 2HgBr_2 \longrightarrow 2HBr + AsH(HgBr)_2(黄色)$$
$$AsH_3 + 3HgBr_2 \longrightarrow 3HBr + As(HgBr)_3(棕色)$$

五价砷在酸性溶液中也能被金属锌还原为砷化氢,但生成砷化氢的速度较三价砷慢,故在反应液中加入碘化钾及酸性氯化亚锡将五价砷还原为三价砷,碘化钾被氧化生成碘,碘又可被氯化亚锡还原为碘离子。

$$AsO_4^{3-} + 2I^- + 2H^+ \longrightarrow AsO_3^{3-} + I_2 + H_2O$$
$$AsO_4^{3-} + Sn^{2+} + 2H^+ \longrightarrow AsO_3^{3-} + Sn^{4+} + H_2O$$
$$I_2 + Sn^{2+} \longrightarrow 2I^- + Sn^{4+}$$

溶液中的碘离子又可与反应中产生的锌离子生成稳定的配离子,有利于生成砷化氢的反应不断进行。

$$4I^- + Zn^{2+} \longrightarrow ZnI_4^{2-}$$

7. 炽灼残渣检查

有机药物经炽灼炭化,再加硫酸湿润,低温加热至硫酸蒸气除尽后,于高温(700~800 ℃)炽灼至完全灰化,使有机物破坏分解变为挥发性物质逸出,残留的非挥发性无机杂质(多为金属的氧化物或无机盐类)称为炽灼残渣,或称为硫酸盐灰分。

【实验方法】

1. 酸度检查

取本品 2 g,加新沸过的冷水 20 mL 溶解后,加酚酞指示液 3 滴与氢氧化钠滴定液(0.02 mol/L)0.2 mL,应显粉红色。

2. 氯化物检查

取本品 0.60 g,加水溶解至 25 mL(溶液若显碱性,可滴加硝酸至中性),再加稀硝酸10 mL。溶液如不澄清,应滤过。置于 50 mL 纳氏比色管中,加水使溶液约 40 mL,摇匀,即得供试溶液。另取标准氯化钠溶液(10 μg Cl⁻/mL)6.0 mL,置 50 mL 纳氏比色管中,加稀硝酸 10 mL,加水至 40 mL,摇匀,即得对照溶液。于供试溶液与对照溶液中分别加入硝酸银试液 1.0 mL,用水稀释至 50 mL,摇匀,在暗处放置 5 min,同置黑色背景上,从比色管上方向下观察,比较,供试溶液不得比对照液更浓(0.01%)。

3. 硫酸盐检查

取本品 2.0 g,加水溶解使溶液约 40 mL(溶液如显碱性,可滴加盐酸至中性)。溶液如不澄清,应滤过。置于 50 mL 纳氏比色管中,加稀盐酸 2 mL,摇匀,即得供试溶液。另取标准硫酸钾溶液(100 μg SO₄²⁻/mL)2.0 mL,置于 50 mL 纳氏比色管中,加水使溶液约40 mL,加稀盐酸 2 mL,摇匀,即得对照溶液,于供试溶液与对照溶液中,分别加入 25% 的氯化钡溶液 5 mL,用水稀释成 50 mL,充分摇匀,放置 10 min,同置黑色背景上,从比色管上方向下观察,比较,供试溶液不得比对照溶液更浓(0.01%)。

4. 铁盐检查

取本品 2.0 g,加水 20 mL 溶解后,加硝酸 3 滴,缓缓煮沸 5 min,放冷,加水稀释至 45 mL,加硫氰酸铵溶液(30→100)3 mL,摇匀,如显色,与标准铁溶液 2.0 mL 用同一方法制成的对照液比较,不得更深(0.001%)。

5. 重金属检查

取 25 mL 纳氏比色管两支,甲管中加标准铅溶液(10 μg Pb/mL)2 mL,加醋酸盐缓冲液(pH 3.5)2 mL,加水稀释成 25 mL。取本品 4.0 g 置于乙管中,加水 23 mL 溶解,加醋酸盐缓冲液(pH 3.5)2 mL。若供试液带颜色,可在甲管中滴加少量的稀焦糖溶液或其他无干扰的有色溶液,使之与乙管一致。再在甲乙两管中分别加硫代乙酰胺试液各 2 mL,摇匀,放置 2 min,同置白纸上,自上向下透视,乙管中显示的颜色与甲管比较,不得更深(含重金属不得超过 5×10^{-6})。

6. 砷盐检查

取本品 2.0 g,置于检砷瓶中,加水 5 mL 溶解后,加稀硫酸 5 mL 与溴化钾溴试液 0.5 mL,置于水浴上加热约 20 min,使保持稍过量的溴存在。必要时,再补加溴化钾溴试液适量,并随时补充蒸散的水分。放冷,加盐酸 5 mL 与水适量至 28 mL,加碘化钾试液 5 mL 与酸性氯化亚锡试液 5 滴,在室温放置 10 min 后,加锌粒 2 g,迅速将瓶塞塞紧(瓶塞上已置有醋酸铅棉花及溴化汞试纸的检砷管),并在 25～40 ℃的水浴中反应 45 min,取出溴化汞试纸,将生成的砷斑与标准砷溶液一定量制成的标准砷斑比较,颜色不得更深,含砷量不得超过 1×10^{-6}。

标准砷斑制备:精密量取标准砷溶液(1 μg/mL)2 mL,置于另一检砷瓶中,加盐酸 5 mL 与水 21 mL,照上述方法自"加碘化钾试液 5 mL……"起依法操作,即得标准砷斑。

7. 炽灼残渣检查

取本品 1.0 g,置于已炽灼至恒重的坩埚中,精密称定,缓缓炽灼至完全灰化,放冷至室温,加硫酸 0.5～1 mL 使湿润,低温加热至硫酸蒸气除尽后,在 700～800 ℃炽灼使完全灰化,移置干燥器内,放冷至室温,精密称定后,再在 700～800 ℃炽灼至恒重,即得。

所得炽灼残渣不得超过 0.1%。

【注意事项】

1. 比色或比浊操作均应在纳氏比色管中进行。选择比色管时,应注意样品管与标准管的体积相等,玻璃色质一致,管上刻度均匀,高低一致,如有差别,不得超过 2 mm。

2. 样品液与对照品液的操作应遵循平行操作的原则,并应注意按操作顺序加入各种试剂。

3. 比色、比浊前应使比色管内试剂充分混匀,然后将两管同置于黑色或白色背景上,自上而下观察。

4. 砷盐检查时,取用的样品管与标准管应力求一致,管的长短、内径一定要相同,以免生成的色斑大小不同,影响比色。锌粒加入后,应立即将检砷管盖上,塞紧,以免 AsH_3 气体逸出。

5. 炽灼残渣时,恒重的操作条件如所用的干燥器、坩埚钳、坩埚置于干燥器内放置时间等必须一致。

【思考题】

1. 一般杂质检查的主要项目有哪些？
2. 比色、比浊操作应遵循的原则是什么？
3. 简述古蔡氏法检砷所加各个试剂的作用与操作注意点。
4. 炽灼残渣的成败关键是什么？恒重的概念和意义是什么？

实验 2　醋酸可的松中其他甾体的检查

【实验目的】

1. 了解醋酸可的松中的特殊杂质来源及其检查意义。
2. 掌握薄层色谱法检查特殊杂质的操作方法。

【实验原理】

甾体激素类药物多是由甾体化合物经结构改造而来,因而可能带来未反应完的原料、中间体、异构体、降解产物、试剂和溶剂等杂质。甾体化合物通常要做其他甾体的检查,其他甾体是药物中存在的具有甾体结构的其他物质。如合成用的原料、中间体、副产物及降解产物等。由于其他甾体和药物的结构相似,一般采用色谱方法检查,如薄层色谱法、高效液相色谱法等。如醋酸可的松中其他甾体的检查可采用薄层色谱方法。

在醋酸可的松的化学结构中,由于 C_{17} 位的 α-醇酮基(—CO—CH_2OH)具有还原性,在强碱性溶液中能将四氮唑定量地还原为有色甲䐶,生成的颜色随所用的试剂和条件而不同,多为红色或蓝色。

【实验方法】

1. 薄层板的制备

取薄层用硅胶 G 4 g,按 1∶3(质量∶体积)比例加 0.5%的羧甲基纤维素钠的上清液,研磨均匀,铺于两块 5 cm×20 cm 规格的玻璃板上,于室温下置水平台上晾干,在 110 ℃烘半小时,取出,置干燥器中备用。

2. 供试溶液和对照溶液的制备

取醋酸可的松适量,加氯仿-甲醇(9∶1)制成每 1 mL 中含 10 mg 的溶液,作为供试品溶液。精密量取以上溶液适量,加氯仿-甲醇(9∶1)稀释成每 1 mL 中含 0.10 mg 的溶液,作为对照溶液。

3. 薄层层析

吸取上述供试溶液和对照溶液各 5 μL,分别点于同一硅胶 G 薄层板上,以二氯甲烷 10 mL-乙醚-甲醇-水(385∶60∶15∶2)为展开剂,展开后,晾干,在 105 ℃干燥 10 min,放冷,喷以碱性四氮唑蓝试液,立即检视。供试品溶液如显杂质斑点,不得多于 3 个,其颜色与对照溶液的主斑点比较,不得更深。

【注意事项】

1. 点样量不准,则检查结果不可靠。点样可用 10 μL 微量注射器一次吸取 5 μL 供试液(或对照溶液),分少量多次点于同一原点处,以免原点过于扩散。

2. 展开过程中,层析缸应密封良好,否则展开剂易挥发,使 R_f 值增大。展开距离一般为 $10\sim15$ cm。

3. 显色液碱性四氮唑蓝试液应在喷雾前临时配制(取 0.2％的四氮唑蓝的甲醇溶液 10 mL 与 12％氢氧化钠的甲醇溶液 30 mL,临用时混合,即得),新鲜配制的溶液应呈黄色,如颜色变深,则不宜使用。

【思考题】

1. 什么是其他甾体?为什么要对其进行检查?
2. 甾体激素结构中的何种基团可与四氮唑蓝发生反应?
3. 按本实验的操作方法,计算醋酸可的松中其他甾体的限量。

实验 3　药物的特殊杂质检查

【实验目的】

1. 熟悉某些药物中的特殊杂质。
2. 掌握特殊杂质检查的几种主要方法及操作。

【实验原理】

1. 麻醉乙醚中过氧化物的检查

(1)方法原理

麻醉乙醚在空气、日光及湿气的作用下,易氧化分解为有毒的过氧化物,过氧化物与碘化钾淀粉溶液反应,可产生蓝色。反应的化学方程式可表示如下:

$$C_2H_5OOC_2H_5 + 2KI + H_2O \longrightarrow C_2H_5OC_2H_5 + 2KOH + I_2$$
$$I_2 + 淀粉 \longrightarrow 蓝色$$

(2)操作步骤

取本品 5 mL,置总容量不超过 15 mL 的具塞比色管中,加新制的碘化钾淀粉溶液(取碘化钾 10 g,加水溶解成 95 mL,再加淀粉指示液 5 mL,混合)8 mL,密塞,强力振摇 1 min,在暗处放置 30 min,两液层均不得染色。

2. 阿司匹林肠溶片中游离水杨酸的检查

(1)方法原理

乙酰水杨酸属芳酸酯类药物,在生产和贮存过程中均会产生水杨酸。水杨酸对人体有毒,应对其进行限度检查。其检查原理是利用水杨酸具有酚羟基,可与高铁盐溶液作用形成紫蓝色,而乙酰水杨酸因无酚羟基,不呈此反应。

$$6\underset{}{\overset{COOH}{\underset{OH}{\bigcirc}}} + 4FeNH_4(SO_4)_2 \longrightarrow [(\overset{COO^-}{\underset{O}{\bigcirc}})_2Fe]_3Fe + 4NH_4HSO_4 + 4H_2SO_4$$

(2)操作步骤

取本品 5 片,研细,用乙醇 30 mL 分次研磨,并移入 100 mL 量瓶中,充分振摇,用水稀释至刻度,摇匀,立即滤过。精密量取续滤液 2 mL,置于 50 mL 纳氏比色管中,用水稀释至

50 mL,立即加新制的稀硫酸铁铵溶液(取 1 mL/L 盐酸溶液 1 mL,加硫酸铁铵指示液 2 mL 后,再加水适量至 100 mL)3 mL,摇匀,30 s 内如显色,与对照液(精密量取 0.01% 水杨酸溶液 4.5 mL,加乙醇 3 mL、0.05% 酒石酸溶液 1 mL,用水稀释至 50 mL,再加上述新制的稀硫酸铁铵溶液 3 mL,摇匀)比较,不得更深(1.5%)。

3. 肾上腺素中酮体的检查

(1)方法原理

肾上腺素是由肾上腺酮经氢化还原制成。若氢化不完全,可能引进酮体杂质,所以药典规定应检查酮体。其检查原理是利用酮体杂质在 310 nm 波长处有最大吸收,而肾上腺素药物本身在此波长处几乎没有吸收。根据杂质的吸光度,可控制肾上腺素中酮体的限量。

(2)测定方法

取本品,加盐酸溶液(9→2 000)制成每 1 mL 中含 2.0 mg 的溶液,照紫外-可见分光光度法(《中国药典》2020 年版附录,本书以下附录未指明出处均指《中国药典》2020 年版附录),在 310 nm 的波长处测定,吸光度不得超过 0.05。

【注意事项】

1. 进行水杨酸检查时,应在中性或弱酸性溶液(pH 4~6)中进行。若在强酸性溶液中,生成的紫蓝色配合物会分解褪色。

2. 测定吸光度时,应注意吸收峰波长位置的准确性。除另有规定外,吸收峰波长应在该品种项下规定的波长±1 nm 以内。

3. 0.01% 水杨酸溶液的制备:精密称取水杨酸对照品 0.1 g,置 1 000 mL 量瓶中,加冰醋酸 1 mL,摇匀,再加水适量至刻度,摇匀。

【思考题】

1. 特殊杂质检查的常用方法有哪些?

2. 利用紫外-可见分光光度法检查杂质有何优点?

3. 薄层色谱法检查杂质常用的方法有哪几种? 其结果如何判断?

实验 4 非水碱量法测定硫酸奎尼丁的含量

【实验目的】

1. 通过学习硫酸奎尼丁的非水碱量法,掌握非水溶液滴定法的原理和操作。

2. 掌握生物碱硫酸盐进行非水滴定时滴定度的计算方法。

【实验原理】

硫酸奎尼丁在无水冰醋酸的溶剂中可被冰醋酸调平到溶剂阴离子 Ac^- 的碱强度水平,选用适当的指示剂,即可用高氯酸标准液直接进行滴定。

【实验方法】

取本品约 0.2 g,精密称定,加冰醋酸 5 mL 溶解后,加醋酐 20 mL 与结晶紫指示液 1 滴,用高氯酸(0.1 mol/L)滴定至溶液显绿色,并将滴定的结果用空白实验校正。每 1 mL 的(0.1 mol/L)高氯酸滴定液相当于 24.90 mg($(C_{20}H_{24}N_2O_2)_2 \cdot H_2SO_4$)。

【注意事项】

1. 本实验应用 10 mL 滴定管进行滴定,以消耗高氯酸液 8 mL 为宜,故需事先估计出最大的称样量。

2. 所用仪器必须干燥无水。实验中加入醋酐,也是为了除去溶剂和样品中的水分。

3. 冰醋酸沸点虽高(118 ℃),但具有挥发性,滴定管上部应取一干燥小烧杯覆盖,以防止挥发。另外需注意安全,因冰醋酸具有腐蚀性。

4. 滴定速度不要太快。因冰醋酸比较黏稠,滴定太快时黏附在滴定管内壁上的溶液还未完全流下,终点的读数易产生误差。同时应作空白实验以减少滴定终点误差。

5. 若滴定样品与标定标准液时的温度有差别,则需重新标定或将标准液的浓度加以校正。

6. 注意节省溶剂,用后回收。

【思考题】

1. 非水滴定法的操作要点有哪些?

2. 非水溶液滴定法适用于哪些类药物的分析,有哪些缺点?

3. 本实验中所用的滴定度是怎样得来的?

实验 5　磺胺嘧啶的重氮化滴定(永停滴定法)

【实验目的】

1. 熟悉重氮化滴定中永停滴定法的原理。

2. 掌握永停滴定法的操作。

【实验原理】

永停滴定法又称死停滴定法,它是把两个相同的铂电极插入滴定溶液中,在两个电极之间外加一小电压(10～200 mV),观察滴定过程中通过两个电极中的电流变化,根据电流变化的情况确定终点。永停滴定法装置简单,确定终点方法也简单,准确度高。

磺胺嘧啶是具有芳香伯氨基的药物,它在酸性溶液中可与亚硝酸钠定量完成重氮化反应而生成重氮盐。反应的化学方程式如下:

$$H_2N-\!\!\!\!\bigcirc\!\!\!\!-SO_2NHR + NaNO_2 + 2HCl \longrightarrow [\ N\equiv N^+ -\!\!\!\!\bigcirc\!\!\!\!- SO_2NHR\ ]Cl^- + NaCl + 2H_2O$$

计量点前两个电极上无反应,故无电流产生;计量点后溶液中少量的亚硝酸及其分解产物一氧化氮在两个铂电极上发生如下反应:

阴极　$HNO_2 + H^+ + e^- \longrightarrow H_2O + NO$

阳极　$NO + H_2O \longrightarrow HNO_2 + H^+ + e^-$

因此在计量点时,电路由原来的无电流通过变为有电流通过,检流计指针发生偏转,并不再回零。

【实验方法】

1. $NaNO_2$ 标准溶液(0.1 mol/L)的配制与标定

（1）配制　取亚硝酸钠约 7.2 g，加无水碳酸钠（Na_2CO_3）0.1 g，加水适量使溶解成 1 000 mL，摇匀。

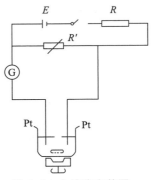

（2）标定　取在 120 ℃ 干燥至恒重的基准物对氨基苯磺酸约 0.5 g，精密称定，加水 30 mL 及浓氨试液 3 mL，溶解后，加盐酸（1→2）20 mL 搅拌，在 30 ℃ 以下用本液迅速滴定。滴定时将滴定管尖端插入液面下约 2/3 处，随滴随搅拌，至近终点时，将滴定管尖端提出液面，用少量水洗涤尖端，洗液并入溶液中，继续缓缓滴定，用永停法指示终点，至电流计指针持续 1 min 不回复，即为终点。每 1 mL 的亚硝酸钠溶液（0.1 mol/L）相当于 17.32 mg 的对氨基苯磺酸。根据本液的消耗量与对氨基苯磺酸的取用量，算出本溶液的浓度。

图 6-1　永停滴定装置电路图

2. 按永停滴定装置电路图连好线路。装置图 6-1 中 R 为 5 000 Ω 电阻，R' 为电阻箱或 500 Ω 可变电阻，E 为 1.5 V 电池，Pt 为铂电极，G 为灵敏检流计。调节 R' 的大小，可以得到需要的外加电压，R' 值的大小可以根据欧姆定律进行计算。本实验中所用外加电压约为 30～60 mV，R' 的大小为 100～200 Ω。

3. 取磺胺嘧啶样品约 0.5 g，精密称定，置于烧杯中，加盐酸（1→2）10 mL 使溶解，再加蒸馏水 50 mL 及 KBr 1 g，在电磁搅拌下，用 $NaNO_2$ 标准溶液（0.1 mol/L）滴定。滴定开始时，可将滴定管尖端伸入液面下约 2/3 处，将大部分 $NaNO_2$ 滴定液一次快速滴入，至近终点时，将滴定管的尖端提出液面，用少量水淋洗尖端，洗液并入溶液中，继续缓缓滴定，直至电流计指针突然偏转，并不再回复，即达终点。同时，在终点附近，还可用外指示剂确定终点，即用细玻璃棒蘸取溶液少许，点在淀粉-KI 试纸或淀粉-KI 糊上来确定终点。试比较两种确定终点的方法。记录所用 $NaNO_2$ 标准溶液（0.1 mol/L）的体积，按下式计算磺胺嘧啶样品的百分含量：

$$w_{(磺胺嘧啶)} = \frac{c_{NaNO_2} \times V_{NaNO_2} \times \dfrac{250.3}{1\,000}}{W_{样品重}} \times 100\%$$

$$M_{C_{10}H_{10}O_2N_4S} = 250.3$$

4. 重复上述实验，但不加 KBr，比较终点情况。

【思考题】

1. 通过实验，比较淀粉-KI 外指示剂与永停滴定法的优缺点。

2. 滴定中如用过高的外加电压会出现什么现象？

3. 为什么要加 KBr，什么情况下可以不加？

实验 6　酸性染料比色法测定硫酸阿托品注射液的含量

【实验目的】

1. 熟悉酸性染料比色法的实验原理及特点。

2. 掌握硫酸阿托品注射液的含量测定方法及注意事项。

【实验原理】

阿托品在 pH 5.6 的缓冲液中与溴甲酚绿形成有色络合物,在波长 420 nm 处具有最大吸收,故可进行比色测定。

【实验方法】

1. 对照品溶液的制备:精密称取在 120 ℃ 干燥到恒重的硫酸阿托品对照品约 25 mg,置于 25 mL 量瓶中,加水溶解并稀释至刻度,摇匀,精密量取 5 mL,置于 100 mL 量瓶中,加水稀释至刻度,摇匀,即得。

2. 供试品溶液的制备:精密量取本品适量(约相当于硫酸阿托品 2.5 mg),置于 50 mL 量瓶中,加水稀释至刻度,摇匀,即得。

3. 测定法:精密量取对照品溶液与供试品溶液各 2 mL,分别置于预先精密加入三氯甲烷 10 mL 的分液漏斗中,各加溴甲酚绿溶液 2.0 mL,振摇提取 2 min 后,静置使分层,分取澄清的三氯甲烷液,移置 1 cm 吸收池中,以 2 mL 水按同法操作所得的三氯甲烷液做空白,在 420 nm 波长处分别测定吸光度,计算,并将结果与 1.027 相乘,即得供试品中含有 $(C_{17}H_{23}NO_3)_2 \cdot H_2SO_4 \cdot H_2O$ 的质量。

【注意事项】

1. 本实验成败的关键在于能否将碱性药物以离子对的形式定量地提取到氯仿中,故在提取、分取三氯甲烷层时应小心操作。

2. 应严防三氯甲烷层中混入水分,影响测定结果。可加入脱水剂(如无水硫酸钠)脱水后测定。

3. 溴甲酚绿溶液的配制:取溴甲酚绿 50 mg 与邻苯二甲酸钾 1.021 g,加氢氧化钠液(0.2 mol/L)6.0 mL 使溶解,再加水稀释至 100 mL,摇匀,必要时滤过。

【思考题】

1. 酸性染料比色法测定碱性药物的基本原理是什么?

2. 如何正确计算注射剂的百分标示含量?

实验 7 胃蛋白酶片的酶活力测定

【实验目的】

1. 掌握酶活力测定的原理。

2. 学习和掌握紫外分光光度法测定胃蛋白酶片含量的方法。

【实验原理】

酶的活力测定,也就是酶的定量测定。测定酶的含量,不能直接用质量或体积来表示,而是用酶的活力来表示。酶的活力就是酶催化一定化学反应的能力。酶活力的大小可以用在一定条件下它所催化的某一化学反应的速度来表示。酶催化的反应速度愈大,则酶的活力也愈大。

胃蛋白酶片中的胃蛋白酶具有催化蛋白质水解的能力,在规定的酸度、温度、浓度和时间内,可催化底物血红蛋白,水解生成不被三氯醋酸沉淀的小分子肽和氨基酸,如酪氨酸、色氨酸、苯丙氨酸等,其最大吸收波长均为 275 nm。以酪氨酸为对照,在 275 nm 波长处测定吸光度,可计算供试品的含量。

在本实验条件下,每分钟能催化水解血红蛋白生成 1 μmol 酪氨酸的酶量为 1 个蛋白酶活力单位(IU)。

《中国药典》(2005 年版)规定,本品含胃蛋白酶活力不得少于 120 IU。

【实验方法】

1. 对照品溶液的制备:精密称取经 105 ℃干燥至恒重的酪氨酸对照品适量,加盐酸溶液(取 1 mol/L 盐酸溶液 65 mL,加水至 1 000 mL)制成每 1 mL 中含 0.5 mg 的溶液。

2. 供试品溶液的制备:取胃蛋白酶片 5 片,置于研钵中,加上述盐酸溶液少许,研磨均匀,移至 250 mL 量瓶中,加上述盐酸溶液至刻度,摇匀,精密量取适量,用上述盐酸溶液制成每 1 mL 中约含 0.2~0.4 单位的溶液,作为供试品溶液。

3. 样品测定:取试管 6 支,其中 3 支各精密加入对照品溶液 1 mL,另 3 支各精密加入供试品溶液 1 mL,置于(37±0.5)℃水浴中,保温 5 min,精密加入预热至(37±0.5)℃的血红蛋白试液 5 mL,摇匀,并准确计时,在(37±0.5)℃水浴中反应 10 min,立即加入 5% 三氯醋酸溶液 5 mL,摇匀,过滤,取续滤液备用。另取试管 2 支,各精密加入血红蛋白试液 5 mL,置于(37±0.5)℃水浴中保温 10 min,再精密加入 5% 三氯醋酸溶液 5 mL,其中 1 支加供试品溶液 1 mL,另 1 支加上述盐酸溶液 1 mL,摇匀,滤过,取续滤液,分别作为供试品和对照品的空白对照,照分光光度法,在 275 nm 的波长处测定吸光度,算出平均值 A_s 和 A,按下式计算:

$$每\ 1\ g\ 含蛋白酶活力(单位) = \frac{\overline{A} \times W_s \times n}{\overline{A_s} \times W \times 10 \times 181.19}$$

式中:$\overline{A_s}$ 为对照品的平均吸光度;A 为供试品的平均吸光度;W_s 为每 1 mL 对照品溶液中含酪氨酸的量(μg);W 为供试品取样量(g);n 为供试品的稀释倍数。

【注意事项】

1. 由于酶促反应的速度受 pH 的影响较大,胃蛋白酶的最适 pH 为 1.5。因此反应中配制的盐酸浓度应准确,保持胃蛋白酶在最适 pH 条件下反应,从而得到较好的实验结果。

2. 在本实验条件下,对照品溶液的 A 值约为 0.35,供试品溶液的 A 值应尽可能与对照品溶液接近。否则,应调整酶浓度后再测定,将 A 值控制在 0.2~0.5 之间。

3. 用本法测定胃蛋白酶活力时,受很多因素的影响,如底物浓度、溶液 pH、离子强度、反应温度等,测试时,应严格按照测定条件操作。

实验 8　三点校正-紫外分光光度法测定维生素 AD 胶丸中维生素 A 的含量

【实验目的】

1. 掌握紫外分光光度法测定维生素 A 含量的基本原理及校正公式的应用。

2. 掌握胶丸制剂分析的基本操作。

【实验原理】

维生素 A 在 325～328 nm 波长之间具有最大吸收峰,故可用分光光度法测定维生素 A 在特定波长处的吸光度来计算其含量,以单位(IU)表示,每单位相当于全反式维生素 A 醋酸酯 0.344 μg 或全反式维生素 A 醇 0.300 μg。

【实验方法】

1. 胶丸内容物平均质量的测定

取胶丸 20 粒,精密称定,用注射器将内容物抽出,再用刀片切开丸壳,用乙醚逐个洗涤丸壳三次,置于 50 mL 烧杯中,再用乙醚浸洗 1～2 次,置通风处,使乙醚挥散,精密称定,算出每丸内容物的平均质量。

2. 供试品的制备与测定

取维生素 AD 内容物,精密称定,加环己烷制成每 1 mL 中含 9～15 IU 的溶液,按照紫外-可见分光光度法,测定其吸收峰的波长,按表 6-1 测定各波长处的吸光度。计算各吸光度与波长 328 nm 处吸光度的比值和波长 328 nm 处的 $E_{1\text{ cm}}^{1\%}$ 值。

表 6-1 波长与吸光度比值表

波长/nm	吸光度比值
300	0.555
316	0.907
328	1.000
340	0.811
360	0.299

如果最大吸收波长在 326～329 nm 之间,且所测得各波长吸光度比值不超过表 6-1 中规定的 ±0.02,可用下式计算含量:

$$\text{每 1 g 供试品中含维生素 A 的单位数} = E_{1\text{ cm}}^{1\%}(328\text{ nm}) \times 1\ 900$$

如果最大吸收波长在 326～328 nm 之间,但所测得的各波长吸光度比值超过表 6-1 中规定的 ±0.02,则按下式求出校正后的吸光度,然后再计算含量:

$$D(328)(\text{校正}) = 3.25[2D(328) - D(316) - D(340)]$$

如果在 328 nm 处的校正吸光度与未校正的吸光度相差不超过 ±3.0%,则不用校正吸光度,仍以未校正的吸光度计算含量。

如果校正吸光度与未校正吸光度相差在 −15% 至 −3% 之间,则以校正吸光度计算含量。

如果校正吸光度超过未校正吸光度的 −15% 至 −3% 范围,或者吸收峰波长不在 326～329 nm 之间,则供试品须按皂化提取进行。

【注意事项】

1. 维生素 A 遇光易氧化变质,故操作应在半暗室中快速进行。测定中所用的乙醚必须不含过氧化物。

2. 选用三点校正法测定,若仪器波长不够准确,则会有较大误差,故测定前应校正仪器波长。

3. 所用注射器及刀片必须清洁干燥。用后以乙醚洗涤干净,不得沾污维生素 A 残留物。

【思考题】

1. 应如何精密称取维生素 AD 内容物的量,以便配成每毫升含 9~15 IU 的溶液?

2. 胶丸内容物平均质量是如何求得的?

3. 熟悉紫外分光光度计的结构原理及使用方法。

4. 如何正确计算每丸维生素 A 占标示量的百分数?

实验 9　气相色谱法测定维生素 E 片剂的含量

【实验目的】

1. 掌握气相色谱法测定维生素 E 的基本原理。

2. 熟悉气相色谱仪的基本操作方法。

【实验方法】

气相色谱法测定维生素 E 的含量具有专属性强、灵敏度高的特点。因此,许多国家的药典都采用此法来测定维生素 E 的含量,而且测定的条件大致相似。本实验按《中国药典》(2020 年版)的测定条件操作。

1. 系统适用性实验

以硅酮(OV-17)为固定相,涂布浓度为 2% 或以 HP-1 毛细管柱(100% 二甲基聚硅氧烷)为分析柱,柱温 265 ℃。理论塔板数按维生素 E 峰计算应不低于 500(填充柱)或 5 000(毛细管柱),维生素 E 峰与内标物质峰的分离度应符合要求。

2. 校正因子测定

取正三十二烷适量,加正己烷溶解并稀释成每 1 mL 中含 1.0 mg 的溶液,摇匀,作为内标溶液。另取维生素 E 对照品约 20 mg,精密称定,置于棕色具塞瓶中,精密加内标溶液 10 mL,密塞,振摇使溶解。取 1~3 μL 注入气相色谱仪,计算校正因子。

3. 样品测定

取本品 10 片,精密称定,研细,精密称取适量(约相当于维生素 E 20 mg),置于棕色具塞锥形瓶中,精密加内标溶液 10 mL,密塞,振摇,使维生素 E 溶解,静置,取上清液 1~3 μL 注入气相色谱仪,并记录色谱图,测定峰面积或峰高,算出样品含量。

【思考题】

1. 进行样品测定前为什么要进行系统适用性实验和测定校正因子?

2. 气相色谱法测定维生素 E 含量较其他方法有何优点?

3. 如何用内标法计算维生素 E 样品的含量?

实验 10   高效液相色谱法测定丙酸睾酮注射液的含量

【实验目的】

1. 掌握高效液相色谱法测定甾体激素类药物的色谱条件。
2. 熟悉高效液相色谱仪的使用方法。

【实验原理】

高效液相色谱法在甾体激素类药物中获得了广泛的应用,其中以反相分配色谱应用最为广泛。固定相常用十八烷基硅烷键合硅胶,流动相大都采用甲醇和水组成的混合溶剂,有时也用乙腈和水组成。由于许多甾体激素都具有 Δ4-3-酮基,在 240 nm 或 254 nm 处有吸收,故可用紫外检测器直接进行检测。

【实验方法】

1. 系统适用性实验

用十八烷基硅烷键合硅胶为填充剂,甲醇-水(70:30)为流动相,检测波长为 254 nm。理论塔板数按丙酸睾酮峰计算应不低于 600,丙酸睾酮峰和内标物质峰的分离度应符合要求。

2. 校正因子测定

取丙酸睾酮对照品约 25 mg,精密称定,置于 25 mL 量瓶中,加甲醇溶解并稀释至刻度,摇匀,作为对照品溶液。另取苯丙酸诺龙约 40 mg,精密称定,置于 25 mL 量瓶中,加甲醇溶解并稀释至刻度,摇匀,作为内标溶液。精密量取对照品溶液与内标溶液各 5 mL,置于 25 mL 量瓶中,用甲醇稀释至刻度,摇匀。以 5~10 μL 注入液相色谱仪,记录色谱峰,求出峰面积或峰高,计算校正因子。

3. 样品测定

用内容量移液管精密量取本品适量(约相当于丙酸睾酮 50 mg),置于 50 mL 量瓶中,用乙醚分数次洗涤移液管内壁,洗液并入量瓶中,加乙醚稀释至刻度,摇匀;精密量取 5 mL 置于具塞离心管中,在温水浴内使乙醚挥散。用甲醇振摇提取 4 次(第 1~3 次各 5 mL,第 4 次 3 mL),每次振摇 10 min 后离心 15 min,并用滴管将甲醇液移至 25 mL 量瓶中,合并提取液,精密加内标溶液 5 mL,用甲醇稀释至刻度,摇匀。取此溶液 5~10 μL,注入液相色谱仪,记录色谱峰,求出峰面积或峰高,按内标法算出样品含量。

【思考题】

1. 高效液相色谱分析应如何根据样品的性质选择流动相和固定相?
2. 用内标法定量的原理、方法及特点是什么?
3. 使用高效液相色谱仪时,应注意哪些问题?

实验 11   阿司匹林及其制剂的质量分析

【实验目的】

1. 熟悉阿司匹林及其制剂的质量检验项目及原理。

2. 掌握阿司匹林及其制剂的实验方法及操作要点。

【实验方法】

（一）阿司匹林原料药

本品为 2-（乙酰氧基）苯甲酸，含 $C_9H_8O_4$ 不得少于 99.5%。

1. 性状

本品为白色结晶或结晶性粉末，无臭或微带醋酸臭，味微酸，遇湿气即缓缓水解。在乙醇中易溶，在三氯甲烷或乙醚中溶解，在水或无水乙醚中微溶；在氢氧化钠溶液或碳酸钠溶液中溶解，但同时分解。

2. 鉴别

（1）取本品约 0.1 g，加水 10 mL，煮沸，放冷，加三氯化铁试液 1 滴，即显紫堇色。

（2）取本品约 0.5 g，加碳酸钠试液 10 mL，煮沸 2 min 后，放冷，加过量的稀硫酸，即析出白色沉淀，并产生醋酸的臭气。

（3）本品的红外光吸收图谱应与对照的图谱（《药品红外光谱集》209 图）一致。

3. 检查

（1）溶液的澄清度　取本品 0.50 g，加温热至约 45 ℃ 的碳酸钠试液 10 mL 溶解后，溶液应澄清。

（2）游离水杨酸　取本品 0.10 g，加乙醇 1 mL 溶解后，加冷水适量至 50 mL，立即加新制的稀硫酸铁铵溶液[取盐酸溶液（9→100）1 mL，加硫酸铁铵指示液 2 mL 后，再加水适量至 100 mL]1 mL，摇匀。30 s 内如显色，与对照液（精密称取水杨酸 0.1 g，加水溶解后，加冰醋酸 1 mL，摇匀，再加水至 1 000 mL，摇匀，精密量取 1 mL，加乙醇 1 mL、水 48 mL 与上述新制的稀硫酸铁铵溶液 1 mL，摇匀）比较，不得更深（0.1%）。

（3）易炭化物　取本品 0.5 g，依法检查（附录Ⅷ O），与对照液（取比色用氯化钴液 0.25 mL、比色用重铬酸钾液 0.25 mL、比色用硫酸铜液 0.40 mL，加水至 5 mL）比较，不得更深。

（4）炽灼残渣　不得超过 0.1%（附录Ⅷ N）。

（5）重金属　取本品 1.0 g，加乙醇 23 mL 溶解后，加醋酸盐缓冲液（pH 3.5）2 mL，依法检查（附录Ⅷ H 第一法），含重金属不得超过 1×10^{-5}。

4. 含量测定

取本品约 0.4 g，精密称定，加中性乙醇（对酚酞指示液显中性）20 mL 溶解后，加酚酞指示液 3 滴，用氢氧化钠滴定液（0.1 mol/L）滴定。每 1 mL 氢氧化钠滴定液（0.1 mol/L）相当于 18.02 mg 的 $C_9H_8O_4$。

（二）阿司匹林肠溶片

本品含阿司匹林（$C_9H_8O_4$）应为标示量的 95.0%～105.0%。

1. 性状　本品为肠溶包衣片，除去包衣后显白色。

2. 鉴别　取本品的细粉适量（约相当于阿司匹林 0.1 g），加水 10 mL，煮沸，放冷，加三氯化铁试液 1 滴，即显紫堇色。

3. 检查

（1）游离水杨酸　取本品 5 片，研细，用乙醇 30 mL 分次研磨，并移入 100 mL 量瓶中，充分振摇，用水稀释至刻度，摇匀，立即滤过，精密量取续滤液 2 mL，置于 50 mL 纳氏比色管中,用水稀释至 50 mL,立即加新制的稀硫酸铁铵溶液(取 1 mol/L 盐酸溶液 1 mL,加硫酸铁铵指示液 2 mL 后再加水适量使成 100 mL)3 mL,摇匀,30 s 内如显色,与对照液(精密量取 0.01%水杨酸溶液 4.5 mL,加乙醇 3 mL、0.05%酒石酸溶液 1 mL,用水稀释至 50 mL,再加上述新制的稀硫酸铁铵溶液 3 mL,摇匀)比较,不得更深(1.5%)。

(2)释放度　取本品 1 片,照释放度测定法(附录ⅩD 第二法 1),采用溶出度测定法第一法装置,以 0.1 mol/L 盐酸溶液 750 mL 为溶出介质,转速为 100 r/min,依法操作,经 120 min 时,取溶液 10 mL 滤过,取续滤液作为供试品溶液(1)。然后加入 37 ℃的 0.2 mol/L 磷酸钠溶液 250 mL,混匀,用 2 mol/L 盐酸溶液或 2 mol/L 氢氧化钠溶液调节溶液的 pH 为 6.8±0.05,继续溶出 45 min,取溶液 10 mL,滤过,取续滤液作为供试品溶液(2)。取供试品溶液(1),以 0.1 mol/L 盐酸溶液为空白,在 280 nm 波长处测定吸光度,吸光度不得大于 0.25。另取阿司匹林对照品 21 mg,置于 100 mL 量瓶中,加磷酸钠缓冲液 (0.05 mol/L)(量 0.2 mol/L 磷酸钠溶液 250 mL 与 0.1 mol/L 盐酸溶液 750 mL,混合,pH 为 6.8±0.05)适量使溶解,并稀释至刻度,作为对照品溶液。取供试品溶液(2)和对照品溶液,以磷酸钠缓冲液(0.05 mol/L)为空白,在 265 nm 波长处测定吸光度,计算出每片的释放量。限度为标示量的 70%,应符合规定。

4. 含量测定

取本品 10 片,研细,用中性乙醇 70 mL,分数次研磨,并移入 100 mL 量瓶中,充分振摇,再用水适量洗涤研钵数次,洗液合并于 100 mL 量瓶中,再用水稀释至刻度,摇匀,滤过,精密量取续滤液 10 mL(相当于阿司匹林 0.3 g),置于锥形瓶中,加中性乙醇(对酚酞指示液显中性)20 mL,振摇,使阿司匹林溶解,加酚酞指示液 3 滴,滴加氢氧化钠滴定液(0.1 mol/L)至溶液显粉红色,再精密加氢氧化钠滴定液(0.1 mol/L)40 mL,置于水浴上加热 15 min 并时时振摇,迅速放冷至室温,用硫酸滴定液(0.05 mol/L)滴定,并将滴定的结果用空白实验校正。每 1 mL 氢氧化钠滴定液(0.1 mol/L)相当于 18.02 mg $C_9H_8O_4$。

(三)阿司匹林栓

本品含阿司匹林($C_9H_8O_4$)应为标示量的 90.0%~110.0%。

1. 性状　本品为乳白色或微黄色栓。

2. 鉴别　取本品适量(约相当于阿司匹林 0.6 g),加乙醇 20 mL,微温使阿司匹林溶解,置于冰浴中冷却 5 min,并不断搅拌,滤过,滤液置于水浴上蒸干,残渣照阿司匹林项下的鉴别(1)、(2)项实验,显相同的结果。

3. 检查

游离水杨酸　除检测波长改用 300 nm 外,照含量测定项下的方法,取水杨酸对照品用乙醇制成每 1 mL 含 15 μg 的溶液,作为对照品溶液。精密量取 10 μL,注入液相色谱仪,记录色谱图。精密量取含量测定项下的续滤液适量,用乙醇稀释成每 1 mL 中含 0.5 mg 的溶液。精密量取 10 μL 注入液相色谱仪,记录色谱图,按外标法以峰面积计算,含游离水杨酸不得超过阿司匹林标示量的 3.0%。

4. 含量测定

照高效液相色谱法(附录Ⅴ D)测定。

(1)色谱条件与系统适用性实验　用十八烷基硅烷键合硅胶为填充剂,以甲醇-0.1% 二乙胺水溶液-冰醋酸(40∶60∶4)为流动相,检测波长为 280 nm。理论塔板数按阿司匹林峰计算应不低于 2 000,阿司匹林峰、水杨酸峰和内标物质峰的分离度应符合要求。

(2) 内标溶液的制备　取咖啡因,加乙醇制成每 1 mL 含咖啡因 4 mg 的溶液,即得。

(3) 测定法　取本品 5 粒,精密称定,置于小烧杯中,在 40～50 ℃水浴上微温熔融,在不断搅拌下冷却至室温,精密称取适量(约相当于阿司匹林 0.15 g)置于 50 mL 量瓶中,精密加内标溶液 5 mL 和乙醇适量,在 40～50 ℃水浴中充分振摇使供试品溶解,用乙醇稀释至刻度,置于水浴中冷却 1 h,取出迅速滤过,精密量取续滤液 2 mL,置于 50 mL 量瓶中,用乙醇稀释至刻度,摇匀,取 10 μL 注入液相色谱仪,记录色谱图。另取阿司匹林对照品约 0.15 g,精密称定,置于 50 mL 量瓶中,精密加入内标溶液 5 mL,用乙醇溶解并稀释至刻度,摇匀,精密量取 2 mL,置于 50 mL 量瓶中,用乙醇稀释至刻度,摇匀,同法测定。按内标法,以峰面积计算,即得。

【思考题】

1. 阿司匹林原料药与阿司匹林肠溶片及栓剂在质量检验项目方面有哪些不同之处?为何不同?

2. 测定阿司匹林肠溶片的含量为什么要采用两步滴定法? 如何计算?

3. 用高效液相色谱法测定药物含量,为什么要做系统适用性实验,有何要求?

实验 12　对乙酰氨基酚和对乙酰氨基酚片的质量分析

【实验目的】

1. 熟悉对乙酰氨基酚和对乙酰氨基酚片的质量检验项目及测定原理。

2. 掌握对乙酰氨基酚和对乙酰氨基酚片的实验方法及操作要点。

【实验方法】

(一) 对乙酰氨基酚原料

本品为 4'-羟基乙酰苯胺。按干燥品计算,含 $C_8H_9NO_2$ 应为 98.0%～102.0%。

1. 性状　本品为白色结晶或结晶性粉末,无臭,味微苦。本品在热水或乙醇中易溶,在丙酮中溶解,在水中略溶。熔点(附录 Ⅵ C)为 168 ～172 ℃。

2. 鉴别

(1) 本品的水溶液加三氯化铁试液,即显蓝紫色。

(2) 取本品约 0.1 g,加稀盐酸 5 mL,置于水浴中加热 40 min,放冷;取 0.5 mL,滴加亚硝酸钠试液 5 滴,摇匀,用水 3 mL 稀释后,加碱性 β-萘酚试液 2 mL,振摇,即显红色。

(3) 本品的红外光吸收图谱应与对照的图谱(《药品红外光谱集》131 图)一致。

3. 检查

(1) 酸度　取本品 0.10 g,加水 10 mL 使溶解,依法测定(附录 Ⅵ H),pH 应为 5.5 ～6.5。

(2) 乙醇溶液的澄清度与颜色　取本品 1.0 g,加乙醇 10 mL 溶解后,溶液应澄清、无色;如显浑浊,与 1 号浊度标准液(附录 Ⅸ B)比较,不得更浓;如显色,与棕红色 2 号或橙红色 2 号标准比色液(附录 Ⅸ A 第一法)比较,不得更深。

(3) 氯化物　取本品 2.0 g,加水 100 mL,加热溶解后,冷却,滤过,取滤液 25 mL,依法检查(附录 Ⅷ A),与标准氯化钠溶液 5.0 mL 制成的对照液比较,不得更浓(0.01%)。

（4）硫酸盐　取氯化物项下剩余的滤液 25 mL，依法检查（附录Ⅷ B），与标准硫酸钾溶液 1.0 mL 制成的对照液比较，不得更浓（0.02%）。

（5）有关物质　取本品的细粉 1.0 g，置于具塞离心管或试管中，加乙醚 5 mL，立即密塞，振摇 30 min，离心或放置至澄清，取上清液作为供试品溶液；另取每 1 mL 含对氯苯乙酰胺 1.0 mg 的乙醇溶液适量，用乙醚稀释成每 1 mL 中含 50 μg 的溶液作为对照溶液。照薄层色谱法（附录Ⅴ B）实验，吸取供试品溶液 200 μL 与对照溶液 40 μL，分别点于同一硅胶 GF254 薄层板上。以三氯甲烷-丙酮-甲苯（13∶5∶2）为展开剂，展开，晾干，置于紫外光灯（254 nm）下检视，供试品溶液如显杂质斑点，与对照溶液的主斑点比较，不得更深。

（6）对氨基酚　取本品 1.0 g，加甲醇溶液（1→2）20 mL 溶解后，加碱性亚硝基铁氰化钠试液 1 mL 摇匀，放置 30 min；如显色，与对乙酰氨基酚对照品 1.0 g 加对氨基酚 50 μg 用同一方法制成的对照液比较，不得更深（0.005%）。

（7）干燥失重　取本品，在 105 ℃ 干燥至恒重，减失质量不得超过 0.5%（附录Ⅷ L）。

（8）炽灼残渣　不得超过 0.1%（附录Ⅷ N）。

（9）重金属　取本品 1.0 g，加水 20 mL，置于水浴中加热使溶解，放冷，滤过，取滤液加醋酸盐缓冲液（pH 3.5）2 mL 与水适量至 25 mL，依法检查（附录Ⅷ H 第一法），含重金属不得超过 1×10^{-5}。

4. 含量测定

取本品约 40 mg，精密称定，置于 250 mL 量瓶中，加 0.4% 氢氧化钠溶液 50 mL 溶解后，加水至刻度，摇匀，精密量取 5 mL，置于 100 mL 量瓶中，加 0.4% 氢氧化钠溶液 10 mL，加水至刻度，摇匀，照紫外-可见分光光度法（附录Ⅳ A），在 257 nm 的波长处测定吸光度，按 $C_8H_9NO_2$ 的吸收系数（$E_{1cm}^{1\%}$）为 715 计算，即得。

（二）对乙酰氨基酚片

本品含对乙酰氨基酚（$C_8H_9NO_2$）应为标示量的 95.0%～105.0%。

1. 性状　本品为白色片、薄膜衣或明胶包衣片，除去包衣后显白色。

2. 鉴别　取本品的细粉适量（约相当于对乙酰氨基酚 0.5 g），用乙醇 20 mL 分次研磨使对乙酰氨基酚溶解，滤过，合并滤液，蒸干，残渣照对乙酰氨基酚项下的鉴别（1）、（2）项实验，显相同的反应。

3. 溶出度　取本品，照溶出度测定法（附录Ⅹ C 第一法），以稀盐酸 24 mL 加水至 1 000 mL 为溶出介质，转速为 100 r/min，依法操作，经 30 min 时，取溶液 5 mL 滤过，精密量取续滤液 1 mL，加 0.04% 氢氧化钠溶液稀释至 50 mL，摇匀，照紫外-可见分光光度法（附录Ⅳ A），在 257 nm 的波长处测定吸光度，按 $C_8H_9NO_2$ 的吸收系数（$E_{1cm}^{1\%}$）为 715 计算每片的溶出量。限度为标示量的 80%，应符合规定。

4. 含量测定

取本品 10 片，精密称定，研细，精密称取适量（约相当于对乙酰氨基酚 40 mg），置于 250 mL 量瓶中，加 0.4% 氢氧化钠溶液 50 mL 及水 50 mL，振摇 15 min，加水至刻度，摇匀，滤过，精密量取续滤液 5 mL，照对乙酰氨基酚项下的方法，自"置 100 mL 量瓶中"起，依法测定，即得。

【思考题】

1. 对乙酰氨基酚原料药与对乙酰氨基酚片在质量检验项目方面有哪些不同之处？为

何不同?

2. 对乙酰氨基酚片为什么要做溶出度测定,如何计算溶出度?

实验 13　盐酸普鲁卡因和盐酸普鲁卡因注射液的质量分析

【实验目的】

1. 熟悉盐酸普鲁卡因和盐酸普鲁卡因注射液的质量检验项目及测定原理。

2. 掌握盐酸普鲁卡因和盐酸普鲁卡因注射液的实验方法及操作要点。

【实验方法】

(一) 盐酸普鲁卡因原料药

本品为 4-氨基苯甲酸 2-(二乙氨基)乙酯盐酸盐。按干燥品计算,含 $C_{13}H_{20}N_2O_2 \cdot HCl$ 不得少于 99.0％。

1. 性状

本品为白色结晶或结晶性粉末;无臭,味微苦,随后有麻痹感。在水中易溶,在乙醇中略溶,在三氯甲烷中微溶,在乙醚中几乎不溶。熔点(附录 Ⅵ C)为 154 ～157 ℃。

2. 鉴别

(1) 取本品约 0.1 g,加水 2 mL 溶解后,加 10％氢氧化钠溶液 1 mL,即生成白色沉淀;加热,变为油状物;继续加热,发生的蒸气能使湿润的红色石蕊试纸变为蓝色;热至油状物消失后,放冷,加盐酸酸化,即析出白色沉淀。

(2) 本品的红外光吸收图谱应与对照的图谱(《药品红外光谱集》397 图)一致。

(3) 本品的水溶液显氯化物的鉴别反应(附录 Ⅲ)。

(4) 本品显芳香第一胺类的鉴别反应(附录 Ⅲ)。

3. 检查

(1) 酸度　取本品 0.40 g,加水 10 mL 溶解后,加甲基红指示液 1 滴,如显红色,加氢氧化钠滴定液(0.02 mol/L)0.20 mL,应变为橙色。

(2) 溶液的澄清度　取本品 2.0 g,加水 10 mL 溶解后,溶液应澄清。

(3) 干燥失重　取本品,在 105 ℃干燥至恒重,减失质量不得超过 0.5 ％(附录 Ⅷ L)。

(4) 炽灼残渣　取本品 1.0 g,依法检查(附录 Ⅷ N),遗留残渣不得超过 0.1％。

(5) 铁盐　取炽灼残渣项下遗留的残渣,加盐酸 2 mL,置于水浴上蒸干,再加稀盐酸 4 mL,微温溶解后,加水 30 mL 与过硫酸铵 50 mg,依法检查(附录 Ⅷ G),与标准铁溶液 1.0 mL 制成的对照液比较,不得更深(0.001％)。

(6) 重金属　取本品 2.0 g,加水 15 mL 溶解后,加醋酸盐缓冲液(pH 3.5)2 mL 与水适量至 25 mL,依法检查(附录 Ⅷ H 第一法),含重金属不得超过 1×10^{-5}。

4. 含量测定

取本品约 0.6 g,精密称定,照永停滴定法(附录 Ⅶ A),在 15～25 ℃,用亚硝酸钠滴定液(0.1 mol/L)滴定。每 1 mL 亚硝酸钠滴定液(0.1 mol/L)相当于 27.28 mg 的 $C_{13}H_{20}N_2O_2 \cdot HCl$。

(二) 盐酸普鲁卡因注射液

本品为盐酸普鲁卡因加氯化钠适量使成等渗的灭菌水溶液。含盐酸普鲁卡因

（$C_{13}H_{20}N_2O_2 \cdot HCl$）应为标示量的 95.0%～105.0%。

1. 性状

本品为无色的澄明液体。

2. 鉴别

取本品,照盐酸普鲁卡因项下的鉴别(3)、(4)项实验,显相同的反应。

3. 检查

(1) pH　应为 3.5～5.0(附录Ⅵ H)。

(2) 对氨基苯甲酸　精密量取本品,加乙醇稀释得到每 1 mL 中含盐酸普鲁卡因 2.5 mg 的溶液,作为供试品溶液。另取对氨基苯甲酸对照品,加乙醇制成每 1 mL 中含 30 μg 的溶液,作为对照品溶液。照薄层色谱法(附录Ⅴ B)实验,吸取上述两种溶液各 10 μL,分别点于含有羧甲基纤维素钠为黏合剂的硅胶 H 薄层板上,用苯-冰醋酸-丙酮-甲醇(14：1：1：4)为展开剂,展开,晾干,用对二甲氨基苯甲醛溶液(2%对二甲氨基苯甲醛乙醇溶液 100 mL,加冰醋酸 5 mL 制成)显色。供试品溶液如显与对照品溶液相应的杂质斑点,其颜色与对照品溶液的主斑点比较,不得更深。

4. 含量测定

精密量取本品适量(约相当于盐酸普鲁卡因 0.1 g),照永停滴定法(附录Ⅶ A),在 15～20 ℃,用亚硝酸钠滴定液(0.05 mol/L)滴定。每 1 mL 亚硝酸钠滴定液(0.05 mol/L)相当于 13.64 mg 的 $C_{13}H_{20}N_2O_2 \cdot HCl$。

【思考题】

1. 盐酸普鲁卡因和盐酸普鲁卡因注射液在质量检验项目方面有哪些不同之处？为何不同？

2. 为什么用盐酸普鲁卡因注射液检查对氨基苯甲酸杂质,而原料药不需要？

3. 对药品质量全面检验后,如何判断药品质量是否合格？

实验 14　药物的鉴别(设计)

【实验目的】

1. 熟悉典型药物的鉴别实验设计。

2. 掌握药物常用鉴别实验的操作方法。

【实验材料】

1. 苯巴比妥

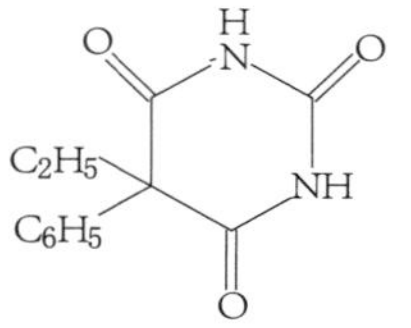

($C_{12}H_{12}N_2O_3$　232.24)

2. 黄体酮

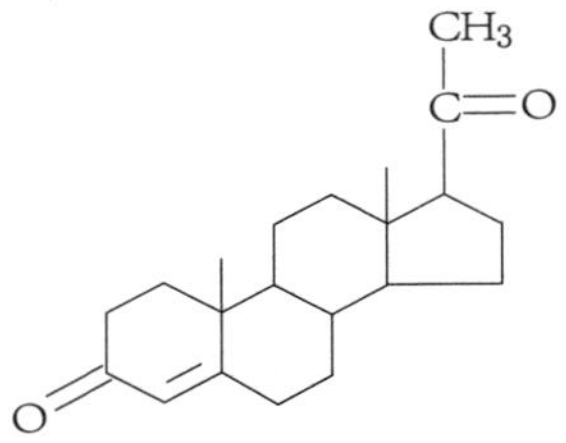

$(C_{21}H_{30}O_2 \quad 314.47)$

3. 阿司匹林片

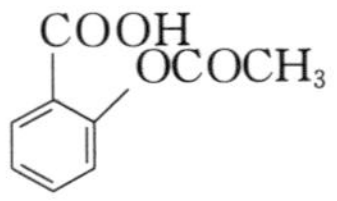

$(C_9H_8O_4 \quad 180.16)$

4. 硫酸奎尼丁

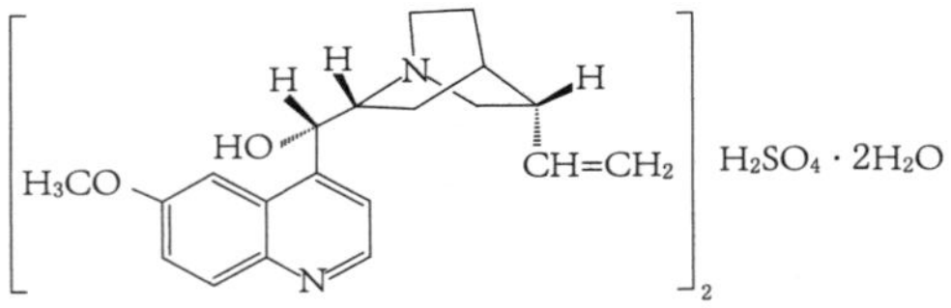

$[(C_{20}H_{24}N_2O_2)_2 \cdot H_2SO_4 \cdot 2H_2O \quad 782.96)]$

5. 硫酸阿托品注射液

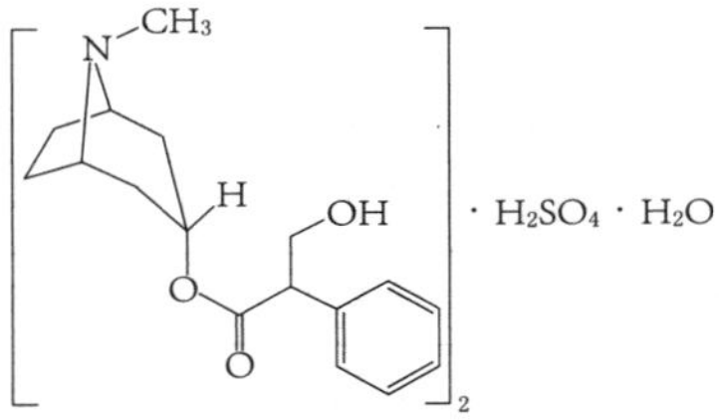

$[(C_{17}H_{23}NO_3)_2 \cdot H_2SO_4 \cdot H_2O \quad 694.84]$

【设计要求】

1. 自行设计鉴别上述任一药品的实验方法。要求通过查阅文献资料,写出设计理论依据、鉴别反应的原理、鉴别实验所需试剂以及鉴别实验的操作步骤。

2. 根据实验室现有仪器设备条件及药品试剂,独立进行鉴别实验(包括实验准备工作)。

3. 写出设计性实验报告及鉴别实验结果。

4. 对实验结果进行讨论。

实验 15 药物的特殊杂质检查(设计)

【实验目的】

1. 熟悉典型药物特殊杂质检查的实验设计。

2. 熟悉药物特殊杂质检查的操作方法。

【实验材料】

1. 盐酸普鲁卡因注射液

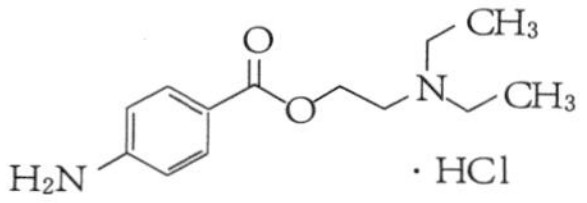

$(C_{13}H_{20}N_2O_2 \cdot HCl \quad 272.77)$

2. 地西泮

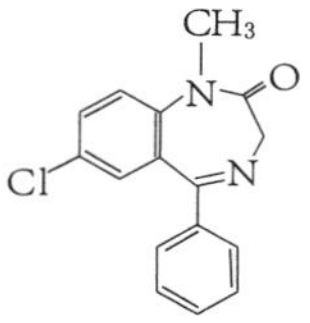

$(C_{16}H_{13}ClN_2O \quad 284.74)$

3. 阿司匹林片

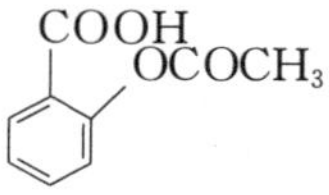

$(C_9H_8O_4 \quad 180.16)$

4. 醋酸可的松

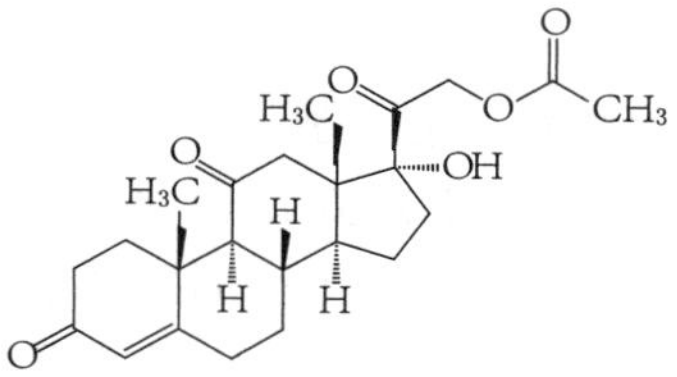

$(C_{23}H_{30}O_6 \quad 402.49)$

5. 氢溴酸东莨菪碱

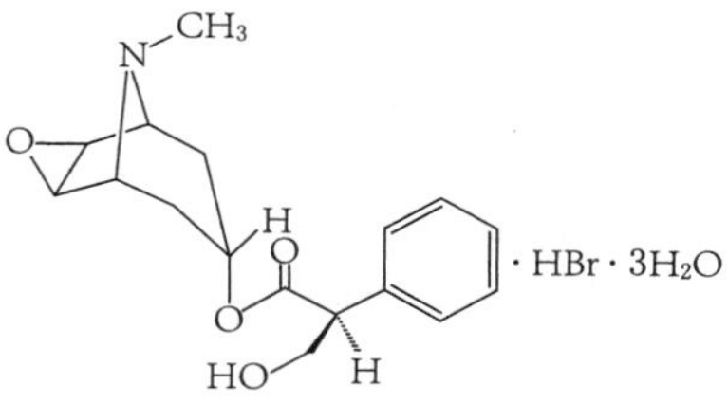

$(C_{17}H_{21}NO_4 \cdot HBr \cdot 3H_2O \quad 438.32)$

【设计要求】

1. 自行设计上述任一药品的特殊杂质检查的实验方法，要求通过查阅文献资料，写出设计理论依据、特殊杂质检查的方法及原理、检查所需的仪器试剂以及实验操作步骤。

2. 根据实验室仪器设备条件及药品试剂进行药物特殊杂质检查实验(包括实验准备工作)。

3. 写出设计性实验报告及实验结果。

4. 对实验结果进行讨论。

实验 16 药物的滴定分析(设计)

【实验目的】

1. 熟悉典型药物的滴定分析实验设计。
2. 掌握滴定分析实验的操作方法。

【实验材料】

1. 阿司匹林片

$(C_9H_8O_4 \quad 180.16)$

2. 地西泮

$(C_{16}H_{13}ClN_2O \quad 284.74)$

3. 硫酸奎尼丁

$[(C_{20}H_{24}N_2O_2)_2 \cdot H_2SO_4 \cdot 2H_2O \quad 782.96)]$

【设计要求】

1. 自行设计上述任一药品的滴定分析实验方法,要求通过查阅文献资料,写出设计理论依据、滴定反应原理、滴定分析实验所需试剂以及滴定实验操作步骤。

2. 根据实验室现有仪器设备条件及药品试剂进行滴定分析实验(包括实验准备工作)。

3. 写出设计性实验报告及实验结果。

4. 对实验结果进行讨论。

实验 17 药物的紫外定量分析(设计)

【实验目的】

1. 熟悉典型药物的紫外定量分析实验方法的设计。
2. 熟悉药品紫外定量分析实验的操作方法。

【实验材料】

1. 奥沙西泮

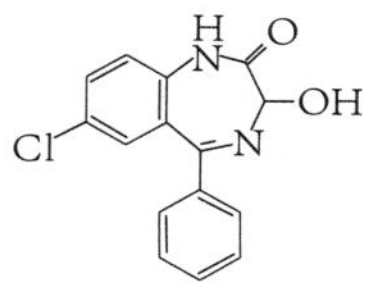

$(C_{15}H_{11}ClN_2O_2 \quad 286.72)$

2. 盐酸氯丙嗪注射液

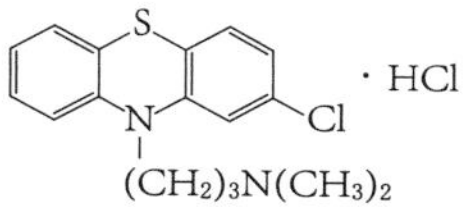

$(C_{17}H_{19}ClN_2S \cdot HCl \quad 355.33)$

3. 醋酸地塞米松注射液

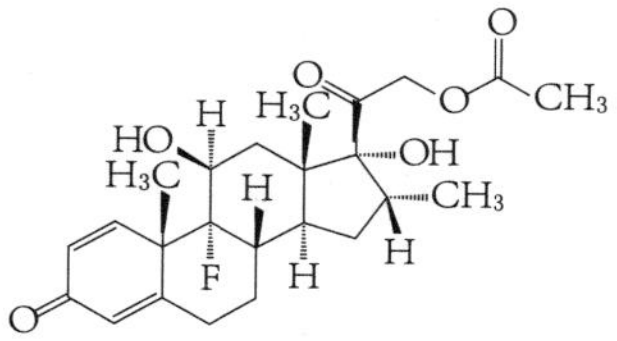

$(C_{24}H_{31}FO_6 \quad 434.50)$

【设计要求】

1. 自行设计上述任一药品的紫外定量分析实验方法，要求通过查阅文献资料，写出设计理论依据、紫外定量分析原理、实验所需试剂以及实验操作步骤。

2. 根据实验室仪器设备条件及药品试剂进行药物紫外定量分析实验（包括实验准备工作）。

3. 写出设计性实验报告及实验测定结果。

4. 对实验结果进行讨论。

实验 18 药物的色谱定量分析(设计)

【实验目的】

1. 熟悉典型药物的高效液相色谱定量分析实验设计。

2. 熟悉高效液相色谱定量分析实验的操作方法。

【实验材料】

1. 雌二醇

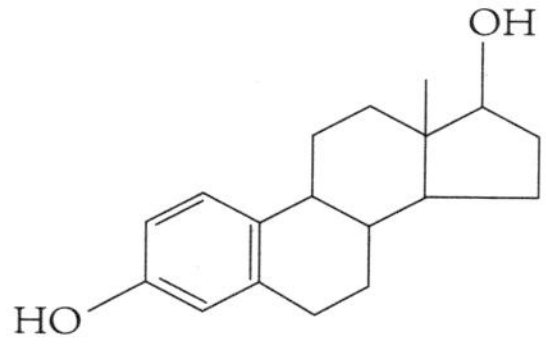

$(C_{18}H_{24}O_2 \quad 272.39)$

2. 醋酸地塞米松片

($C_{24}H_{31}FO_6$ 434.50)

3. 地西泮注射液

($C_{16}H_{13}ClN_2O$ 284.74)

4. 阿司匹林栓剂

($C_9H_8O_4$ 180.16)

【设计要求】

1. 自行设计上述任一药品的高效液相色谱定量分析的实验方法,要求通过查阅文献资料,写出设计理论依据、测定原理、色谱实验所需试剂以及实验操作步骤。

2. 根据实验室仪器设备条件及药品试剂,进行高效液相色谱定量分析实验(包括实验准备工作)。

3. 写出设计性实验报告及实验结果。

4. 对实验结果进行讨论。

第四篇　药理学实验

第七章　药理学实验基本知识

第一节　实验动物

药理学实验常根据实验目的和要求选用不同的实验动物,药理学实验常用的动物有蛙、蟾蜍、小白鼠、大白鼠、豚鼠、家兔、猫和犬等。由于不同的动物具有不同的特点,所选用的动物应能较好地反映实验药物的选择性作用,并符合经济实用的原则。例如测定LD_{50}(半数致死量)和ED_{50}(半数有效量)需较多动物,常选用小白鼠;又如抗过敏实验多选用豚鼠,因为豚鼠对组织胺特别敏感。通常在体心脏实验选用蛙、大白鼠、豚鼠、猫、犬,离体心脏实验常选用蛙、大白鼠、豚鼠、家兔,离体血管实验常选用蛙的后肢血管、大白鼠和家兔的主动脉等。

一、实验动物的种类选择

1. 实验动物的选择原则

(1) 尽量选择与人体结构、机能、代谢及疾病特征相似的动物;

(2) 选用的实验动物的解剖、生理特点应符合实验目的;

(3) 根据人与实验动物对同一刺激的反应差异,选用具有明显反应的动物;

(4) 根据生物医学研究必须达到的精确度,选用结构功能简单又能反映研究指标的动物;

(5) 选用患有人类类似疾病的近交系或突变系动物;

(6) 选用与实验设计、技术条件、实验方法等相适应的标准化动物;

(7) 在不影响实验目的与结果的前提下,选择最易获得、最经济、便于操作管理的动物;

(8) 供实验用的动物应具备质量合格证。

2. 常用实验动物的特点

(1) 蛙和蟾蜍的特点:离体心脏能持久有节律地搏动,常用于观察药物对心脏的作用;坐骨神经和腓肠肌标本可用来观察药物对周围神经、神经肌肉或横纹肌的作用;蛙的腹直肌可以用于鉴定胆碱能药物的作用。

(2) 小白鼠是实验室最常用的一种动物,易大量繁殖,且价廉,适用于需要大量动物的实验,如药物筛选、半数致死量测定、药物效价比较、抗感染、抗肿瘤药物及避孕药物的研究等。

(3) 大白鼠与小白鼠相似。一些在小白鼠身上不便进行的实验可选用大白鼠,如药物抗炎作用的实验常选用大白鼠踝关节制备关节炎的模型。此外也可用大白鼠直接记录血压、作胆管插管，或用大白鼠观察药物的亚急性或慢性毒性。大白鼠的血压和人相近且稳定，现常用于抗高血压药物实验。

（4）豚鼠是实验室常用动物之一，其对组织胺敏感，易致敏，常用于平喘药和抗组胺药的实验。对结核菌亦敏感，故也用于抗结核药的研究。此外还用于离体心脏及平滑肌实验，其乳头肌和心房常用于电生理特性及心肌细胞动作电位实验，研究抗心律失常药物的作用机制。

（5）家兔温顺、易饲养获得，常用于观察药物对心脏、呼吸的影响及农药中毒和解救的实验，亦用于研究药物对中枢神经系统的作用、体温实验、热原检查及避孕药实验。

（6）猫与家兔相比，对外科手术的耐受性强，血压较稳定，故常用于血压实验，但价格较贵。此外，猫也常用于心血管药物及中枢神经系统药物的研究。

（7）药理实验需大动物时常用犬。常用于观察药物对心脏泵功能和血流动力学的影响，心肌细胞电生理研究，降压药及抗休克药的研究等。犬还可以通过训练，用于慢性实验研究，如条件反射、高血压的实验治疗、胃肠蠕动和分泌实验、慢性毒性实验。

3. 实验动物选择的注意事项

由于动物对外界刺激的反应存在个体差异，在选择实验动物时，还应注意动物的年龄、体重、性别、生理状态、健康状况及其品系、等级等因素对实验的影响。

二、实验动物的性别鉴别与编号

1. 实验动物的性别鉴别

药理学实验常用的动物中，较大的动物（如家兔、猫、犬等）可以从生殖器分辨其性别，而较小的动物（如小白鼠、大白鼠、豚鼠等）的性别鉴别，通常以肛门与生殖孔之间的距离来判断，距离近者为雌性，距离远者为雄性。

2. 实验动物的编号

药理实验中常用多只动物同时进行实验，为避免混乱应将动物进行编号。实验动物编号的目的在于区别观察范围内的同种动物，以便于观察。常用的方法有染色法、耳缘剪孔法、烙印法和号牌法等，可根据实验目的、动物种类和具备的条件选用。一般编号应清晰易辨、简便耐久。猫、犬、兔等较大的动物可用特别的号码牌固定于身上。小白鼠、大白鼠及白色家兔等用黄色苦味酸涂于动物不同部位进行染色标记而编号。如在小白鼠右前肢皮肤外侧涂色标记为 1 号，腹部右外侧皮肤涂色标记为 2 号，右后肢皮肤外侧涂色标记为 3 号，头部皮肤涂色标记为 4 号，背部正中皮肤涂色标记为 5 号，尾巴根部涂色标记为 6 号，7、8、9 号在左侧同 1、2、3 号，第 10 号不涂黄色。大白鼠的编号与小白鼠相同。

三、实验动物的捉拿

1. 蛙或蟾蜍

左手握持蛙或蟾蜍，食指和中指夹住左前肢，拇指压住右前肢；右手将双下肢拉直，左手无名指及小指将其压住而固定。此法用于淋巴囊注射。毁脑和毁脊髓则用左手食指和中指夹持蛙或蟾蜍的头部，拇指、无名指和小指握持双下肢，右手持刺针进行操作。

2. 小白鼠

可采取双手法和单手法两种形式。

（1）双手法　右手提起鼠尾，放于鼠笼盖或其他粗糙面上，向后方轻拉，小白鼠则将前肢固定于粗糙面上。此时迅速用左手拇指和食指捏住小白鼠颈背部皮肤，并以小指与手掌尺侧夹持其尾根部，固定于手中。

（2）单手法　小白鼠置于笼盖上，先用左手食指与拇指抓住鼠尾，手掌尺侧及小指夹住尾根部，然后用左手拇指与食指捏住颈部皮肤。

3. 大白鼠

易激怒咬人，捉持时左手应戴防护手套或用厚布盖住大鼠，先用右手抓住鼠尾，再用左手拇指和食指握住头部，其余手指与手掌握住背部和腹部。不要用力过大，切勿捏其颈部，以免窒息致死。

4. 豚鼠

性情温顺不咬人，可用左手直接从背侧握持前部躯干，体重小者用一只手捉持，体重大者宜用双手，右手托住臀部。

5. 家兔

用左手抓住颈背部皮肤（抓的面积越大，其吃重点越分散）。将兔提起，以左手托住其臀部，使兔呈坐位。

6. 猫

较温顺，可用一只手捉住猫的颈部皮肤，另一只手托起四肢部抱起。对凶暴猫，将手慢慢伸入笼内，轻抚猫的背、头、颈部。一只手抓住猫的颈部，取出笼外，另一只手捉住从背到腰部的皮肤。当猫不许手接触它的皮肤时，可用皮手套或用网捉拿。

7. 犬

用一捕犬叉夹住犬颈，另一人用一粗棉带绑住嘴巴，使其不能咬人。如系驯顺犬，可突然捉住两耳，将前足提高，然后绑嘴巴。绑嘴的方法是将扁带绕上下颌一周，在上颌上打一结，然后转向下颌，再作一结，最后将带牵引至头后颈背上打第三结，在此结上须再打一活结以固定之。

四、实验动物常用的给药途径与方法

1. 蛙或蟾蜍

皮下有数个淋巴囊，注药易吸收，常用腹淋巴囊。注药时，将蛙四肢固定，使腹部向上，注射针头从蛙大腿上部刺入，经大腿肌层入腹壁肌层，再浅出至腹壁皮下，即是腹淋巴囊。此法可避免药液外漏。注药量一般为 $0.25\sim1.0$ mL/只。

2. 小白鼠

（1）灌胃（po）　左手固定小鼠，右手持灌胃器，灌胃针头自口角进入口腔，紧贴上腭插入食道，如遇阻力，将灌胃针头抽回重插，以防损伤。常用灌胃量为 $0.1\sim0.2$ mL/10 g。

（2）皮下注射（ih）　可用腹部、背部、腹股沟的皮下，此处皮肤较松弛，也可由助手协助。注药量一般为 $0.1\sim0.2$ mL/10 g。

（3）肌肉注射（im）　一人抓住小鼠头部皮肤和尾巴，另一人持连 4 号针头的注射器，将针头刺入后腿外侧肌肉。注射量一般不超过 $0.1\sim0.2$ mL/只。

（4）静脉注射（iv）　将小鼠置入固定器，酒精涂擦尾部，以使血管扩张。自尾部末端刺入，刺入血管后抽针芯可见回血。常用注射量为 $0.1\sim0.2$ mL/10 g。

（5）腹腔注射（ip）　将小鼠固定后，从下腹部外侧进针，深度较皮下注射深。常用注射量为 0.1～0.2 mL/10 g。

3. 大鼠

灌胃、腹腔注射、皮下注射及尾静脉注射与小鼠相似。静脉注射也可在麻醉下行舌下静脉注射。

4. 家兔

（1）灌胃　一人将兔身固定于腋下，一手固定兔头，另一手将开口器放入兔口。另一人将导尿管从开口器孔插入口内，再慢慢插入食道和胃。为慎重起见，可将胃管外端放入水中，如无气泡，则可证实导尿管在胃内。灌胃量一般为 10 mL/kg。如用兔固定盒，可由一人操作。

（2）静脉注射　一人固定兔身和兔头，另一人在使兔耳边缘血管（耳缘静脉）扩张后，从静脉末端刺入血管，左手拇指和食指固定针头和兔耳，右手注药。注药量一般为 2 mL/kg，等渗液可达 10 mL/kg。

（3）皮下、肌肉、腹腔注射与鼠类相似。常用注药量分别为 0.5 mL/kg、1.0 mL/kg、5.0 mL/kg。

5. 豚鼠：腹腔和皮下注射法同鼠类。

6. 犬

（1）腹腔注射　犬被夹住后，用力将犬的颈、头压在地上，提起侧后肢，将药注入腹腔。

（2）静脉注射　可从后肢外侧小隐静脉或前肢皮下头静脉注射。

五、实验动物的取血方法

1. 小鼠和大鼠

（1）剪尾取血法　将清醒鼠装入深颜色的布袋中，将鼠身裹紧，露出尾巴，用酒精涂擦或用温水浸泡使血管扩张，剪断尾尖后，尾静脉血即可流出，用手轻轻地从尾根部向尾尖挤捏，可取到一定量的血液。取血后，用棉球压迫止血。也可采用交替切割尾静脉方法取血。用一锋利刀片在尾尖部切破一段尾静脉，静脉血即可流出，每次可取 0.3～0.5 mL，供一般血常规实验。三根尾静脉可替换切割，由尾尖向根部切割。由于鼠血易凝，需要全血时，应事先将抗凝剂置于采血管中，如用血细胞混悬液，则立即与生理盐水混合。

（2）眼球后静脉丛取血法　左手持鼠，拇指与中指抓住颈部皮肤，食指按压头部向下，阻滞静脉回流，使眼球后静脉丛充血，眼球外突。右手持 1% 肝素溶液浸泡过的自制吸血器，从内眦部刺入，沿内下眼眶壁，向眼球后推进 4～5 mm，旋转吸血针头，切开静脉丛，血液自动进入吸血针筒，轻轻抽吸血管（防止负压压迫静脉丛使抽血更困难），拔出吸血针，放松手压力，出血可自然停止。也可用特制的玻璃取血管（管长 7～10 cm，前端拉成毛细管，内径 0.1～1.5 mm，长为 1 cm，后端管径为 0.6 cm）。必要时可在同一穿刺孔重复取血。此法也适用豚鼠和家兔。

（3）眼眶取血法　左手持鼠，拇指与食指捏紧头颈部皮肤，使鼠眼球突出，右手持弯镊或止血钳，钳夹一侧眼球部，将眼球摘出，鼠倒置，头部向下，此时眼眶很快流血，将血滴入预先加有抗凝剂的玻璃管内，直至流血停止。此法由于取血过程中动物未死，心脏不断跳动，一般可取鼠体重 4%～5% 的血液量，是一种较好的取血方法，但只适用于一次性取血。

（4）心脏取血 动物仰卧固定于鼠板上，用剪刀将心前区毛剪去，用碘酒、酒精消毒此处皮肤，在左侧第 3～4 肋间用左手食指摸到心搏，右手持连有 4～5 号针头的注射器，选择心搏最强处穿刺，当针头正确刺入心脏时，鼠血由于心脏跳动的力量，血自然进入注射器。

（5）断头取血 实验者带上棉手套，用左手抓紧鼠颈部位，右手持剪刀，从鼠颈部剪掉鼠头迅速将鼠颈端向下，对准备有抗凝剂的试管，收集从颈部流出的血液，小鼠可取血 0.8～1.2 mL，大鼠可取血 5～10 mL。

（6）颈动静脉、股动静脉取血 麻醉动物背位固定，一侧颈部或腹股沟部去毛，切开皮肤，分离出静脉或动脉，注射针沿动静脉走向刺入血管。20 g 小鼠可抽血 0.6 mL，300 g 大鼠可抽血 8 mL。也可把颈静脉或颈动脉用镊子挑起剪断，用试管取血或注射器抽血，股静脉连续多次取血时，穿刺部位应尽量靠近股静脉远心端。

2. 豚鼠

（1）心脏取血 需二人协作进行，助手以两手将豚鼠固定，腹部面向上，术者用左手在胸骨左侧触摸到心脏搏动处，一般在第 4～6 肋间、选择心跳最明显部位进针穿刺。针头进入心脏，则血液随心跳而进入注射器内，取血应快速，以防在试管内凝血。如认为针头已刺入心脏，但还未出血时，可将针头慢慢退出一点即可。失败时应拔出重新操作，切忌针头在胸腔内左右摆动，以防损伤心脏和肺脏而致动物死亡。此法取血量大，可反复采血。

（2）背中足静脉取血 助手固定动物，将其右或左后肢膝关节伸直提到术者面前，术者将动物脚背用酒精消毒，找出背中足静脉，以左手的拇指和食指拉住豚鼠的趾端，右手拿注射针刺入静脉，拔针后立即出血，呈半球状隆起，用纱布或棉花压迫止血。可反复取血，两后肢交替使用。

3. 家兔

（1）心脏取血 将动物仰卧在兔板上，剪去心前区毛，用碘酒、酒精消毒皮肤。用左手触摸胸骨左缘第 3～4 肋间隙，选择心脏跳动最明显处作穿刺点，右手持注射器，将针头插入胸腔，通过针头感到心脏跳动时，再将针头刺进心脏，然后抽出血液。

（2）耳缘静脉取血 选好耳缘静脉，拔去被毛，用二甲苯或 75% 酒精涂擦局部，小血管夹子夹紧耳根部，使血管充血扩张、术者持粗针头从耳尖部的血管逆回流方向入静脉取血，或用刀片切开静脉，血液自动流出，取血后用棉球压迫止血，一般取血量为 2～3 mL，压住侧支静脉，血液更容易流出，取血前耳缘部涂擦液体石蜡，可防止血液凝固。

（3）耳中央动脉取血 兔置入固定箱内，用手揉擦耳部，使中央动脉扩张。左手固定兔耳，右手持注射器，中央动脉末端进针，与动脉平行，向心方向刺入动脉。一次取血量为 15 mL，取血后棉球压迫止血。注意兔中央动脉易发生痉挛性收缩，抽血前要充分使血管扩张，在痉挛前尽快抽血，抽血时间不宜过长。中央动脉末端抽血比较容易，耳根部组织较厚，抽血难以成功。

（4）股静脉取血 行股静脉分离手术，注射器平行于血管，从股静脉下端向向心端方向刺入，徐徐抽动针栓即可取血。抽血完毕后，要注意止血。股静脉易止血，用干纱布轻压取血部位即可。若连续多次取血，取血部位应尽量选择离心端。

（5）颈静脉取血 将兔固定于兔箱中，倒置使兔头朝下，在颈部上 1/3 的静脉部位剪去被毛，用碘酒、酒精消毒，剪开一个小口，暴露颈静脉，注射器向向心端刺入血管，即可取血。

此处血管较粗,很容易取血,取血量也较多,一次可取 10 mL 以上,用干纱布或棉球压迫取血部位止血。

4. 猫

从前肢皮下头静脉、后肢股静脉、耳缘静脉取血,需大量血液时可从颈静脉取血。

5. 犬

(1)心脏取血 犬心脏取血方法与兔相似。将犬麻醉固定于手术台上,暴露胸部,剪去左侧 3～5 肋间被毛,碘酒、酒精消毒局部,术者触摸心搏最明显处,避开肋骨进针,一般在胸骨左缘外 1 cm 第 4 肋间处可触到,用 6～7 号针头注射器取血,要垂直向背部方向进针。当针头接触到心脏时,即有搏动感觉。针头进入心腔即有血液进入注射器。一次可采血 20 mL 左右。

(2)小隐静脉和头静脉取血 小隐静脉从后肢外踝后方走向外上侧,头静脉位于前肢脚爪上方背侧正前位。剪去局部被毛,助手握紧腿,使皮下静脉充盈,术者按常规穿刺即可抽出血。

(3)颈静脉取血 犬以侧卧位固定于犬台上,剪去颈部被毛,常规消毒。助手拉直颈部,头尽量仰。术者左手拇指压住颈静脉入胸腔处,使颈静脉曲张。右手持注射器,针头与血管平行,从远心端向向心端刺入血管,颈静脉在皮下易滑动,穿刺时要拉紧皮肤,固定好血管,取血后棉球压迫止血。

(4)股动脉取血 麻醉犬或清醒犬背位固定于犬台上,助手将犬后肢向外拉直,暴露腹股沟,剪去被毛,常规消毒,并用左手食指、中指触摸动脉搏动部位,并固定好血管,右手持注射器,针头与皮肤呈 45°角,由动脉搏动最明显处直接刺入血管,抽取所需血液量,取血后,需较长时间压迫止血。

六、实验动物的处死方法

1. 颈椎脱位法

(1)小白鼠和大白鼠 术者左手持镊子或用拇指、食指固定小鼠头后部,右手捏住鼠尾,用力向后上方牵拉,听到鼠颈部咔嚓声即颈椎脱位,脊髓断裂,鼠瞬间死亡。

(2)豚鼠 术者左手倒持豚鼠,用右手掌尺侧或木棒猛击颈部,使颈椎脱位迅速死亡。

2. 断头、毁脑法

常用于蛙类。可用剪刀剪去头部或用金属探针经枕骨大孔破坏大脑和脊髓而致死。大鼠和小鼠也可用断头法处死,术者需戴手套,两手分别抓住鼠头与鼠身,拉紧并显露颈部,由助手持剪刀,从颈部剪断头部。

3. 空气栓塞法

术者用 50～100 mL 注射器向静脉血管内迅速注入空气,气体栓塞心腔和大血管而使动物死亡。使猫与家兔致死的空气量为 10～20 mL,犬为 70～150 mL。

4. 大量放血法

鼠可用摘除眼球,从眼眶动静脉大量放血而致死。如不立即死亡,可摘除另一眼球。如果是犬、猫或兔等稍大型动物,应先使动物麻醉、暴露股三角区或腹腔,再切断股动脉或腹主动脉,迅速放血。动物在 3～5 min 内即可死亡。采用急性失血法动物十分安静,对动物的脏器无损害,但器官贫血比较明显,若采集组织标本制作病理切片时可用此法。

第二节　实验动物麻醉

一、麻醉药的选择

为了实验的准确性,实验时的动物最好接近生理状态,进行在体动物实验宜用清醒状态的动物。但在一些急、慢性实验中,施行手术前或实验时为了消除疼痛或减少动物挣扎而影响实验结果,必须对动物进行麻醉,以利于实验顺利进行。麻醉药的种类较多,作用原理各有不同,它们除能抑制中枢神经系统外,还可引起其他生理机能的变化。理想的麻醉药应具备下列三个条件:①麻醉完善,实验过程中动物无挣扎或鸣叫现象,麻醉时间大致满足实验要求;②对动物的毒性及所观察的指标影响最小;③使用方便,麻醉药需根据动物的种类和不同实验手术的要求选择,麻醉必须适度,过浅或过深都会影响手术或实验的进程和结果。

二、常用麻醉形式

1. 局部麻醉

常用 $5\sim10$ g/L 普鲁卡因,动物实验中多采用局部皮下浸润麻醉。剂量按所需麻醉面积的大小而定,一般不超过 50 mg/kg。

2. 全身麻醉

(1) 吸入麻醉

乙醚为吸入性麻醉药,可用于各种动物,尤其是时间短的手术或实验。将乙醚滴在棉球上放入玻璃罩内,利用其挥发的性质,经呼吸道进入肺泡,对动物进行麻醉。吸入后 $15\sim20$ min 开始发挥作用。优点:麻醉深度易于掌握,比较安全,术后动物苏醒较快。缺点:需要专人管理,在麻醉初期常出现强烈兴奋现象,对呼吸道有较强的刺激作用,使黏液分泌增加,易阻塞呼吸道而发生窒息。对于经验不足的操作者,用乙醚麻醉动物时,容易因麻醉过深而致动物死亡。另外乙醚易燃、易爆,对人亦有作用,使用时应避火、通风,并注意安全。

(2) 注射麻醉

① 巴比妥类:各种巴比妥类药物的吸收和代谢速度不同,其作用时间亦长短不一。戊巴比妥钠在实验中最为常用。该品为白色粉末,常配成 $1\%\sim3\%$ 水溶液由静脉或腹腔给药。一次给药麻醉的有效作用时间持续为 $3\sim5$ h,属中效巴比妥类。静脉注射时,前 1/3 剂量可快速注射,以快速度过兴奋期;后 2/3 剂量则应缓慢注射,并密切观察动物的肌肉紧张状态、呼吸频率和深度及角膜反射。动物麻醉后,常因麻醉药作用、肌肉松弛和皮肤血管扩张,致使体温缓慢下降,所以应设法保温。硫喷妥钠为浅黄色粉末,其水溶液不稳定,故需在使用之前临时配制成 $2.5\%\sim5\%$ 溶液经静脉注射。一次给药可维持 $0.5\sim1$ h。实验时间较长时可重复给药,维持量为原剂量的 $1/10\sim1/5$。硫喷妥钠适用于较短时程的实验,属短效或超短效巴比妥类。巴比妥类对呼吸中枢有较强的抑制作用,麻醉过深时,呼吸活动可完全停止。故应注意防止给药过多、过快。巴比妥类对心血管系统也有复杂的影响,故这类药物不用于研究心血管功能的实验动物麻醉。

② 乌拉坦:又名氨基甲酸乙酯,作用性质温和,易溶于水,对动物麻醉作用强大而迅速,安全范围大,多数动物实验都可使用,更适用于小动物麻醉。乌拉坦可导致较持久的浅麻

醉,对呼吸无明显影响。优点是价廉,使用简便,一次给药可维持 4～5 h,且麻醉过程较平稳,动物无明显挣扎现象;缺点是苏醒慢,麻醉深度和使用剂量难掌握。乌拉坦对兔的麻醉作用较强,是家兔急性实验常用麻醉药,对猫和犬则奏效较慢,在大鼠和兔中能诱发肿瘤,不宜用于长期存活的慢性实验动物的麻醉。本药易溶于水,使用时配成 10%～25% 的溶液。若注射剂量过大,则可致动物血压下降,且对呼吸影响也很大。用此药麻醉时动物保温尤为重要。

③ 氯醛糖:本药溶解度较小,常配成 1% 水溶液。使用前需先在水浴锅中加热,使其溶解,但加热温度不宜过高,以免降低药效。本药安全范围大,能导致持久的浅麻醉,对自主神经中枢无明显抑制作用,对痛觉的影响也小,故特别适用于研究要求保留生理反射(如心血管反射)或神经系统反应的实验。

实验中常将氯醛糖与乌拉坦混合使用。以加温法将氯醛糖溶于 25% 的乌拉坦溶液内,使氯醛糖浓度为 5%。犬和猫静脉注射剂量为 1.5～2 mL/kg 混合液,其中氯醛糖剂量为 75～100 mg/kg。兔也可用此剂量做静脉注射。与乙醚相比,巴比妥类、氯醛糖和乌拉坦等非挥发性麻醉药的优点是使用简便,一次给药(硫喷妥钠除外)可维持较长时间的麻醉状态,手术和实验过程中不需要专人管理麻醉,而且麻醉过程较平稳,动物无明显挣扎现象,缺点是苏醒较慢。

3. 各种动物的麻醉方法(见表 7-1)

(1)小白鼠　根据需要选用吸入麻醉或注射麻醉。注射麻醉时多采用腹腔注射法。

(2)大白鼠　多采用腹腔麻醉,也可用吸入麻醉。

(3)豚鼠　可进行腹腔麻醉,也可将药液注入背部皮下。

(4)猫　多用腹腔麻醉,也可用前肢或后肢皮下静脉注射法。

(5)家兔　多采用耳缘静脉麻醉。注射麻醉药时应先快后慢,并密切注意家兔的呼吸及角膜反射等变化。

(6)犬　多用前肢或后肢皮下静脉注射。

表 7-1　非挥发性麻醉药的用法和用量

药物	动物	给药途径	剂量/(mg/kg)	麻醉时间和特点
戊巴比妥钠 (3%～5%)	狗、兔	静注	25～30	2～4 h,中途补充 5 mg/kg 可维持 1 h 以上。对呼吸血压影响较小,肌肉松弛不全,麻醉稳定,常用
	猫	腹腔	30	
	豚鼠、大白鼠、小白鼠	腹腔	40～50	
异戊巴比妥钠 (0.1%)	兔	静注	40～50	2～4 h,对呼吸血压影响较小,肌肉松弛不全,麻醉不够稳定
	鼠	腹腔	80～100	
硫喷妥钠 (25%)	狗、兔	静注	20～30	约 0.5 h,静注宜缓,以免抑制呼吸致死,肌肉松弛不全
	猫	腹腔	30～50	
乌拉坦(25%)	兔、猫	静注、腹腔、灌胃	1 000～1 450	2～4 h,可用于生理神经反射性实验
	鼠	腹腔	1 000～1 500	

（续表）

药物	动物	给药途径	剂量/(mg/kg)	麻醉时间和特点
氯醛糖(2%)	狗	静注	80～100	6 h,可用于生理神经反射性实验
氯醛糖＋乌拉坦	狗	静注	氯醛糖:40～50 乌拉坦:500～600	—
	猫	静注	氯醛糖:6 乌拉坦:800	
	豚鼠	腹腔	氯醛糖:20 乌拉坦:1 000	
苯巴比妥钠(10%)	狗	静注	30～100	8 h,对呼吸血压影响较小,肌肉松弛不全,少用
	猫、兔、鼠	静注、腹腔	80～100	
巴比妥钠	狗	静注	250～300	同上
	猫、兔、鼠	静注、腹腔	200	

4. 麻醉动物注意事项

不同动物个体对麻醉药的耐受性是不同的。因此在麻醉过程中,除参照上述一般药物用量标准外,还必须密切注意动物的状态,以决定麻醉药的用量。麻醉的深浅可根据呼吸深度和快慢、角膜反射的灵敏度、有无四肢和腹壁肌肉的紧张性以及皮肤夹捏反应等进行判断。当呼吸突然变深变慢、角膜反射的灵敏度明显下降或消失、四肢和腹壁肌肉松弛、皮肤夹捏无明显疼痛反应时,应立即停止给药。静脉注药时应坚持先快后慢的原则,避免动物因麻醉过深而死亡。麻醉过深时,最易观察到的是呼吸减慢甚至停止,但仍有心跳。此时应立即进行人工呼吸。可用手有节奏地压迫和放松胸廓,或推压腹腔脏器使膈上下移动,以保证肺通气,与此同时迅速做气管切开,并插入气管套管,连接人工呼吸机以代替徒手人工呼吸,直至主动呼吸恢复。还可给予苏醒剂以促进恢复,常用的苏醒剂有咖啡因(1 mg/kg)、尼可刹米(2～5 mg/kg)和洛贝林(0.3～1 mg/kg)等。心跳停止时应进行心脏按压,注射温热生理盐水和肾上腺素。实验过程中如麻醉过浅,可临时补充麻醉药,但一次补充剂量不宜超过总量的1/5。

第三节　实验药品

一、给药剂量的确定

在观察一个药物的作用时,应该给动物多大的剂量是实验开始时应确定的一个重要问题。剂量太小,作用不明显;剂量太大,又可能引起动物中毒死亡。给药剂量可以按下列方法来确定:

1. 根据有关文献、实验教材、实验参考书提供的药物剂量。由于药物批号不同,动物、环境条件的差异,必要时通过预备实验调整用药剂量。

2. 根据临床常用有效剂量换算成实验动物剂量。

(1) 对于新药剂量的确定,先用小鼠粗略地探索中毒剂量或致死剂量,然后用小于中毒量的剂量,或取致死量的若干分之一为应用剂量,一般为 1/10～1/5。通过预试来确定。

（2）植物药粗制剂的剂量多按生药折算。

（3）化学药品可参考化学结构相似的已知药物,特别是其结构和作用都相似的药物剂量。

（4）确定剂量后,如第一次实验的作用不明显,动物也没有中毒的表现（如体重下降、精神不振、活动减少或其他症状）,可以加大剂量再次实验。如出现中毒现象,作用也明显,则应降低剂量再次实验。一般情况下,在适宜的剂量范围内,药物的作用常随剂量的加大而增强。所以,有条件最好同时用几个剂量做实验,以便迅速获得有关药物作用的较完整的资料。如实验结果出现剂量与作用强度之间毫无规律时,则更应慎重分析。

（5）用大动物进行实验时,开始的剂量可采用给鼠类剂量的 1/15～1/2,以后可根据动物的反应调整剂量。

（6）确定动物给药剂量时,要考虑给药动物的年龄大小和体质强弱。一般确定的给药剂量是用于成年动物,幼小动物应减小剂量。

（7）确定动物给药剂量时,要考虑因给药途径不同,所用剂量也不同。如口服量为 100 时,灌肠量应为 100～200,皮下注射量为 30～50,肌肉注射量为 25～30,静脉注射量为 25。

二、实验动物与人用药量的换算

人与动物对同一药物的耐受性相差很大,一般说来,动物的耐受性要比人大,也就是单位体重的用药量动物比人要大。各种药物对于人的用量,很多书上可查到,但动物用药量可查的书较少,一般动物用的药物种类远不如人用的那么多。因此必须将人的用药量换算成动物的用药量。

一般可按下列比例换算:人用药量为 1,小鼠、大鼠为 25～50,兔、豚鼠为 15～20,犬、猫为 510。也可按以下方法进行人与不同种类动物之间药物剂量的换算。

1. 按体表面积直接计算法

（1）人体体表面积计算法　计算我国人的体表面积,一般认为许文生氏公式较适宜,即

$$体表面积（m^2）= 0.006\ 1×身高（cm）+ 0.012\ 8×体重（kg）- 0.152\ 9$$

（2）动物的体表面积计算　有许多种方法,在需要由体重推算体表面积时,一般认为 Meeh-Rubner 公式较为适用,即

$$A（体表面积,m^2）= K×（W^{2/3}/10\ 000）$$

式中:W 为体重,以 g 计算;K 为一常数,随动物种类而不同,小鼠和大鼠为 9.1,豚鼠为 9.8,家兔为 10.1,猫为 9.8,犬为 11.2,猴为 11.8,人为 10.6（上列 K 值各家报道略有出入）。

应当指出,这样计算出来的体表面积还是一种粗略的估计值,不一定完全符合每个动物的实测数值。

例:某利尿药大白鼠灌胃给药时的剂量为 250 mg/kg,试粗略估计犬灌胃给药时可以试用的剂量。

解:实验用大白鼠的体重一般在 200 g 左右,其体表面积（A）为

$$A = 9.1×（200^{2/3}/10\ 000）≈ 0.031\ 1（m^2）$$

250 mg/kg 的剂量如改以 mg/m² 表示，即为

$$(250 \times 0.2)/0.031\ 1 \approx 1\ 608\ (mg/m^2)$$

实验用犬的体重一般在 10 kg 左右，其体表面积(A)为

$$A = 11.2 \times 10\ 000^{2/3}/10\ 000 \approx 0.519\ 9\ (m^2)$$

于是犬的适当试用剂量为 1 608×0.519 9/10 ≈ 84 (mg/kg)。

2. 按 mg/kg 折算 mg/m² 转换因子计算

即按剂量(mg/kg)×甲动物转换因子/乙动物转换因子计算。mg/kg 的相应转换因子可由表 7-2 查得(即为按 mg/m² 计算的剂量)。

3. 按每千克体重占有体表面积相对比值计算

各种动物的"每千克体重占有体表面积相对比值(简称体表面积比值)"，见表 7-2。例子同上。

解：250×0.16(犬的体表面积比值)/0.47(大鼠的体表面积比)≈ 85 mg/kg(犬的适当试用剂量) 和动物间接体表面积折算的等效剂量比值(表 7-3)计算：例子同上。

解：12 kg 犬的体表面积为 200 g 大鼠的 17.8 倍，该药大鼠的剂量为 250 mg/kg，200 g 大鼠的需给药量为 250×0.2 = 50 (mg)，于是犬的适当试用剂量为 50×17.8/12 ≈ 74 (mg/kg)。

4. 按人与各种动物以及各种动物之间用药剂量换算

已知 A 种动物每千克体重用药量，欲估计 B 动物每千克体重用药剂量时，可查表 7-4 找出折算系数(W)，再按下列公式计算：

$$B \text{ 种动物的剂量(mg/kg)} = W \times A \text{ 种动物的剂量(mg/kg)}$$

例：已知某药对小鼠的最大耐受量为 20 mg/kg（20 g 小鼠用 0.4 mg），需折算为家兔用药量。

解：查表，A 种动物为小鼠，B 种动物为家兔，交叉点为折算系数 $W = 0.37$，故家兔用药量为：

0.37×20 = 7.4 (mg/kg)，1.5 kg 家兔用药量为 7.4×1.5 = 11.1 (mg)。

表 7-2　进行不同种类动物间剂量换算的常用数据

动物种类	Meeh-Rubner 公式的 K 值	体重 /kg	体表面积 /m²	mg/kg—mg/m² 转换因子	每千克体重占有 体表面积相对比值
小白鼠	9.1	0.018	0.006 6	2.9	1.0 (0.20 kg)
		0.020	0.006 7	3.0	
		0.022	0.007 1	3.1	粗略值 3
		0.024	0.007 6	3.2	
大白鼠	9.1	0.10	0.019 6	5.1	0.47 (0.20 kg)
		0.15	0.025 7	5.8	
		0.20	0.031 1	6.4	略值 6
		0.25	0.076 1	6.9	

（续表）

动物种类	Meeh-Rubner 公式的 K 值	体重 /kg	体表面积 /m²	mg/kg—mg/m² 转换因子		每千克体重占有 体表面积相对比值
豚鼠	9.8	0.30	0.043 9	6.8	略值 8	0.40 （0.40 kg）
		0.40	0.053 2	7.5		
		0.50	0.061 7	8.1		
		0.60	0.069 7	8.6		
家兔	10.1	1.50	0.132 3	11.3	略值 12	0.24 （2.0 kg）
		2.00	0.160 8	12.4		
		2.50	0.186 0	13.4		
猫	9.8	2.00	0.157 1	12.7	略值 14	0.22 （2.5 kg）
		2.50	0.132 4	13.7		
		3.00	0.205 9	14.6		
犬	11.2	5.00	0.327 5	15.3	略值 19	0.16 （10.0 kg）
		10.00	0.519 9	19.2		
		15.00	0.681 2	22.0		
猴	11.8	2.00	0.187 8	10.7	略值 12	0.24 （3.0 kg）
		3.00	0.245 5	12.2		
		4.00	0.297 3	13.5		
人	10.6	40.00	1.239 8	32.2	略值 35	0.08 （50.0 kg）
		50.00	1.438 6	34.8		
		60.00	1.624 6	36.9		

表 7-3　人和动物间接体表面积折算的等效剂量比值表

	小白鼠 (20 g)	大白鼠 (200 g)	豚鼠 (400 g)	家兔 (1.5 kg)	猫 (2.0 kg)	猴 (4.0 kg)	犬 (12 kg)	人 (70 kg)
小白鼠(20 g)	1.0	7.0	12.25	27.8	29.7	64.1	124.2	378.9
大白鼠(200 g)	0.14	1.0	1.74	3.9	4.2	9.2	17.8	56.0
豚鼠(400 g)	0.08	0.57	1.0	2.25	2.4	5.2	4.2	31.5
家兔(1.5 kg)	0.04	0.25	0.44	1.0	1.08	2.4	4.5	14.2
猫(2.0 kg)	0.03	0.23	0.41	0.92	1.0	2.2	4.1	13.0
猴(4.0 kg)	0.016	0.11	0.19	0.42	0.45	1.0	1.9	6.1
犬(12 kg)	0.008	0.06	0.10	0.22	0.23	0.52	1.0	8.1
人(70 kg)	0.0026	0.018	0.031	0.07	0.078	0.16	0.82	1.0

表7-4　动物与人体的每千克体重剂量折算系数表

折算系数(W)	A组动物或成人						
	小鼠 (0.02 kg)	大鼠 (0.2 kg)	豚鼠 (0.4 kg)	家兔 (1.5 kg)	猫 (2 kg)	犬 (12 kg)	成人 (60 kg)
小鼠(0.02 kg)	1.0	1.6	1.6	2.7	3.2	4.8	9.01
大鼠(0.2 kg)	0.7	1.0	1.14	1.88	2.3	3.6	6.25
豚鼠(0.4 kg)	0.61	0.87	1.0	1.65	2.05	3.0	5.55
家兔(1.5 kg)	0.37	0.52	0.6	1.0	1.23	1.76	2.30
猫(2.0 kg)	0.30	0.42	0.48	0.81	1.0	1.44	2.70
犬(12 kg)	0.21	0.28	0.34	0.56	0.68	1.0	1.88
成人(60 kg)	0.11	0.16	0.18	0.304	0.371	0.531	1.0

（B组动物或成人在左侧纵栏）

第四节　药理实验设计的基本原则

药理学研究的目的是通过动物实验来认识药物作用的特点和规律，为开发新药和评价药物提供科学依据。由于生物学研究普遍存在的个体差异，要取得精确可靠的实验结论必须进行科学的实验设计，因此必须遵循以下基本原则：

1. 重复

重复的目的是看实验结果的重现率，重现率越高，实验的可信性就越好。重现率在95％以上者，可认为实验相当可靠，两药平均值或效率的差别有显著意义，并用"P（概率）$<$ 0.05"来表示，意即指"不能重现的可能性小于5％"。如重现率在99％以上者可认为实验非常可靠，可做出"差别有非常显著意义"的结论并用"$P<0.01$"来表示。重现率小于95％者，说明重复同样实验100次，将有5次以上机会出现相反的结果，因此认为两药的差别可能是个体差异而造成的，统计学上可做出"两组差别并无统计学意义"的结论，并以$P>0.05$来表示。但这种结论并不意味着两组无差别。一般可在检查原因后，改进实验条件，增加实验例数，还有可能提高实验的重现率，达到统计学上有显著意义的水平。实验结果的实际价值，不但需从统计结论来看，还应从专业角度来看。在统计学上都是达到$P<0.05$的水平，实验例数多者并不一定比例数少者更有价值。但为了做出正确的结论，根据实验设计中的重复原则，对各类动物的重复数，可提出一个大体范围，以供实验设计参考。

（1）一般情况下选取的重复例数

在动物实验时，小动物（鼠、蛙）每组10～40只；中等动物（豚鼠、兔）每组8～30只；大动物（猫、犬）每组5～20只。

（2）根据以往资料估算实验例数

① 以百分率为指标的实验：已知A药有效率是P_1，B药的有效率是P_2，则欲以80％把握取得$P<0.05$水平的每组例数可用下式估算：

$$n(80,0.05) = 5.25 \times \frac{1 - (P_1 + P_2 - 1)^2}{(P_1 - P_2)^2}$$

例如：已知 A 药平喘率为 90%，B 药平喘率为 60%（$P_1 = 0.9$，$P_2 = 0.6$），则：

$$n(80,0.05) = 5.25 \times \frac{1 - (0.9 + 0.6 - 1)^2}{(0.9 - 0.6)^2} = 43.75$$

即每组 44 例，共 88 例即可有 80% 把握取得 $P < 0.05$ 水平的结果。

② 以均数为指标的实验：两组均数对比实验时，可根据已知的两均数之差（D）和标准差（S），用下式估算出 80% 把握可得 $P < 0.05$ 水平的每组例数：

$$n(80,0.05) = 15.6 \times \left(\frac{S}{D}\right)^2 + 1.6$$

例如：已知某高血压动物模型，血压的均数为（180 ± 33）mmHg，现试用新降压药，以血压降低 30 mmHg（即降到 150 mmHg 以下者）为有价值，应取的重复例数为

$$n(80,0.05) = 15.6 \times \left(\frac{33}{30}\right)^2 + 1.6 \approx 20.5$$

每组 21 例，共 42 例，即可有 80% 把握得到 $P < 0.05$ 水平的结果。

2. 对照

对照是比较的基础，没有比较就没有鉴别，实验就不具有科学性。对照应符合"齐同可比"原则，除了所研究的因素（药物）外，其他条件各组也应一律"齐同"。如动物的性别、年龄、体重。一般健康状况等，也应基本一致，只有这样才能具备"可比性"。所以实验设计必须设立对照组。对照组的类型有以下两种：

（1）阴性对照　①空白对照，即不给任何处理的正常动物作对照，较少用。②假处理对照，即除不用被研究的药物外，对照组的动物应经受同样的处理，如麻醉、手术、注射不含药物的溶媒等。这种对照的可比性好，较常用。

（2）阳性对照　①标准品对照，即以典型药物标准品作为对照，以便评定药物的作用强度。②弱阳性对照，即以药效较弱的老药作为对照。如果新药优于老药，并有显著意义，则可肯定新药的价值。

3. 随机

随机就是使每一个体在实验中都有同等的机会，随机遇而分组或接受处理。随机可减少许多难以控制的干扰因素，消除偏差。例如捉取小白鼠分组时，应按捉取顺序用抽签法决定分入何组，否则活泼敏捷的小鼠常是最后才被捉到，最后几组小鼠应比前面几组的耐受能力要强一些。随机的方法与类型见本章第五节。

第五节　实验动物随机分组法

数理统计学上，根据随机抽样的原则，编制了随机数目表（见表 7-5），应用随机数目表代替抽签法，表中的数字都各自独立，全部数字无论从横行、纵行或斜行的顺序都是随机的。因此其使用时可自任一个数目开始，可从左而右，亦可从右而左，可从上而下，也可从下而上，按顺序取得需要的数目，其结果比抽签更为理想。

表 7-5 随机数表

03 47 43 73 86	36 96 47 36 61	46 98 63 71 62	33 26 16 80 45	60 11 14 10 95
97 74 24 67 62	42 81 14 57 20	42 53 32 37 32	27 07 36 07 51	24 51 79 89 73
16 76 62 27 66	56 50 26 71 07	32 90 79 78 53	13 55 38 58 59	88 97 54 14 10
12 56 85 99 26	96 96 68 27 31	05 03 72 93 15	57 12 10 14 21	88 26 49 81 76
55 59 56 35 64	38 54 82 46 22	31 62 43 09 90	06 18 44 32 53	23 83 01 30 30
16 22 77 94 39	49 54 43 54 82	17 37 93 23 78	87 35 20 96 43	84 26 34 91 64
84 42 17 53 31	57 24 55 06 88	77 04 74 47 67	21 76 33 50 25	83 92 12 06 76
62 01 63 78 59	16 95 55 67 19	98 10 50 71 75	12 86 73 58 07	44 39 52 38 79
33 21 12 34 29	78 64 56 07 82	52 42 07 44 38	15 51 00 13 42	99 66 02 79 54
57 60 86 32 44	09 47 27 96 54	49 17 46 09 62	90 52 84 77 27	08 02 73 43 28
18 18 07 92 45	44 17 16 58 09	79 83 86 19 62	06 76 50 03 10	55 23 64 05 05
26 62 38 97 75	84 16 07 44 99	83 11 46 3Z 24	20 14 85 88 45	10 93 72 88 71
23 42 40 64 74	82 97 77 77 81	07 45 32 14 08	32 98 94 07 72	93 85 79 10 75
52 36 28 19 95	50 92 26 11 97	00 56 76 31 38	80 22 02 53 53	86 60 42 04 53
37 85 94 35 12	83 39 50 08 30	42 34 07 96 88	54 42 06 87 98	35 85 29 48 39
70 29 17 12 13	40 33 20 38 26	13 89 51 03 74	17 76 37 13 04	07 74 21 19 30
56 62 18 37 35	96 83 50 87 75	97 12 25 93 47	70 33 24 03 54	97 77 46 44 80
99 49 57 22 77	88 42 95 45 72	16 64 36 16 00	04 43 18 66 79	94 77 24 21 90
16 08 15 04 72	33 27 14 34 09	45 59 34 68 49	12 72 07 34 45	99 27 72 95 14
31 16 93 32 43	50 27 89 87 19	20 15 37 00 49	52 85 66 60 44	38 68 88 11 80
68 34 30 13 70	55 74 30 77 40	44 22 78 84 26	04 33 46 09 52	68 07 97 06 57
74 57 25 65 76	59 29 97 68 60	71 91 38 67 54	13 58 18 24 76	15 54 55 95 52
27 42 37 86 53	48 55 90 65 72	96 57 69 36 10	96 46 92 42 45	97 60 49 04 91
00 39 68 29 61	66 37 32 20 30	77 84 57 03 29	10 45 65 04 26	11 04 96 67 24
29 94 98 94 24	68 49 69 10 82	53 75 91 93 30	34 25 20 57 27	40 48 73 51 92
16 90 82 66 59	83 62 64 11 12	67 19 00 71 74	60 47 21 29 68	02 02 37 03 31
11 27 94 75 06	06 09 19 74 66	02 94 37 34 02	76 70 90 30 86	38 45 94 30 38
35 24 10 16 20	33 32 51 26 38	79 78 45 04 91	16 92 53 56 16	02 75 50 95 98
38 23 16 86 38	42 38 97 01 50	87 75 66 81 41	40 01 74 91 62	48 51 84 08 32
31 96 25 91 47	96 44 33 49 13	34 86 82 53 91	00 52 43 48 85	27 55 26 89 62

1. 安全随机法

(1) 甲、乙两组安全随机法 设有性别相同、体重在一定范围内的动物20只,试用完全随机法分成甲、乙两组。先将动物分别称量体重,然后按体重从轻到重依次偏为1,2,3,…,20号。在随机数目表中任一数目开始,如自第三横行第六纵列的数目56开始自左向右取20个数目,按动物编号和随机数目表上查得的20个数目对应排列,并令随机数目属于单数的归于甲组,属于双数的归于乙组,得表7-6。

表 7-6 甲、乙两组安全随机分组法

动物编号	1	2	3	4	5	6	7	8	9	10	11	12	13	14	15	16	17	18	19	20
随机数目	56	50	26	71	07	32	90	79	78	53	13	55	38	58	59	88	97	54	14	10
组别	乙	乙	乙	甲	甲	乙	乙	甲	乙	甲	甲	甲	乙	乙	甲	乙	甲	乙	乙	乙

这样列入甲组的动物有 4、5、8、10、11、12、15、17 共 8 只,列入乙组的有 1、2、3、6、7、9、

13、14、16、18、19、20 共 12 只。为使两组动物数相等,须把乙组中的 2 只改为甲组,但乙组中 12 只动物,哪两只应改为甲组仍需用随机法来决定。可接着使用前面用过的随机数目,前面已用过 20 个数字,第三横行第 25 数字为 10,本行已无数字,故应顺序在第四行第一纵列开始算 21 和 22 个数字为 12 和 56,为使乙组中 12 只动物都有改为甲组的机会,故用 12 除 12 得余数为 0,因动物中无 0 号,故后推一个数目为 56 和 85,用 12 除 56 得余数 8,则应将乙组中第 8 只动物改为甲组,12 除 85 得余数为 1,则应将乙组中第 1 只动物改为甲组。依此类推。

(2)甲、乙、丙三组安全随机分组法　设性别相同、体重在一定范围内的健康大鼠 18 只,试用完全随机法分为甲、乙、丙三组。先称量体重,按体重从轻到重依次编为 1,2,3,…,18 号,现从随机数目表上第六横行第一纵列的数目 16 开始,自上而下依次取 18 个数止,并与动物编号对应排列。为使每一只动物有同样分到甲、乙、丙三组的机会,可把每一随机数目都除以 3,余数 1 则归甲组;余 2 则归乙组;如除尽则归丙组,如随机数目不足 3,由比随机数按余数归组(见表 7-7)。

表 7-7　甲、乙、丙三组安全随机分组法

动物编号	1	2	3	4	5	6	7	8	9	10	11	12	13	14	15	16	17	18
随机数目	16	84	63	33	57	18	26	23	62	37	70	56	99	16	31	68	74	27
以 3 除余数	1	0	0	0	0	0	2	2	1	1	1	2	0	1	1	2	2	0
组别	甲	丙	丙	丙	丙	丙	乙	乙	甲	甲	甲	乙	丙	甲	甲	乙	乙	丙
调整组别	乙																	

以上分配到甲组的有 1、9、10、11、14、15 共 6 只,分配到乙组的有 7、8、12、16、17 共 5 只,分配到丙组的有 2、3、4、5、6、13、18 共 7 只动物。为使三组动物数目相等,应将丙组动物调出一只给乙组,应调丙组中哪一只动物,仍用随机法,随机表上第六横行第一纵列自上而下取了 18 个数目,可继续向下取一个数目,27 个下是 00,为了使丙组的 7 只动物都有机会进入乙组,可用 7 除 00,仍得 0,因丙组动物中无 0 号,故后推一个数字为 29,29 除以 7 得余数为 1,则将丙组中第 1 只动物调到乙组去。

完全随机法使受试动物完全有均等的机会被分配到各组而不受任何固定因素的影响,但完全随机分配的结果,各组数目常不相等而需要经过调整,平均体重亦有一定差别,这是其缺点。

2. 配偶设计随机分组法

在动物实验中,常把同窝同性别及体重极相似的两只动物人为设为配偶组(或配伍组),每个配偶组的动物数应与处理组相同,用随机法把动物分配到各组内,分配完后,各组内动物数相等,不需再调整组别,各组体重相近,从而减少实验误差。

设有动物 20 只,同性别,试按配偶组设计分为两组。先将动物称量体重,按体重从轻到重把体重相同或相近的动物每两只依次编为一个配偶组,计得 10 个配偶组,每个配偶组包含第一和第二两只动物,这两只动物应归入甲组或乙组,仍用随机法确定。试在随机数目表第五横行第 15 组列 90 开始从右向左取 10 个数目,与 10 个配偶级号对应排列,令随机数目单数使配偶组第一个动物分配到甲组,双数使配偶组第一个动物分配到乙组,如表 7-8 所示。

表 7-8　配偶设计随机分组法

配偶组数	1	2	3	4	5	6	7	8	9	10
随机数目	90	9	43	62	31	22	46	82	54	38
第一组动物组别	乙	甲	甲	乙	甲	乙	乙	乙	乙	乙
第二组动物组别	甲	乙	乙	甲	乙	甲	甲	甲	甲	甲

　　这样甲、乙两组中每组都有一只极相似的动物,如以体重论,两组动物平均原始体重基本相同。

　　3. 随机单位组设计分组法

　　将上述配偶组的动物数扩大到三或更多时,就成为随机单位设计。随机单位组的意义是指配伍组中的每一只动物为一实验单位,把这些单位以随机的方法分配到各组中去。

　　设有性别相同的小鼠 40 只,分为甲、乙、丙、丁四组,按体重从轻到重依次编号为 1,2,3,…,40 号,使 1~4 号为一配伍组,第 5~8 号为一配伍组,其余类推。在随机数目表上第二横行第一纵列 97 开始自左向右,每抄三个数字留一空位,如下表第二横行所示。然后将同一配伍组中的三个随机数依次以 4、3、2 除之,若第一位余数为 1 归甲组,余数为 2 归乙组,余数为 3 归丙组,除尽归丁组。见表 7-9 所示。

表 7-9　随机单位组设计分组法

鼠号	1	2	3	4	5	6	7	8	9	10	11	12	13	14	15	16	17	18	19	20
随机数目	97	74	24	—	67	62	42	—	81	14	57	—	20	42	53	—	32	37	32	—
除数	4	3	2	—	4	3	2	—	4	3	2	—	4	3	2	—	4	3	2	—
余数	1	2	0	—	3	2	0	—	1	2	1	—	0	0	1	—	0	1	0	—
组别	甲	丙	丁	乙	丙	乙	丁	甲	甲	丙	乙	丁	丁	丙	甲	乙	丁	甲	丙	乙

鼠号	21	22	23	24	25	26	27	28	29	30	31	32	33	34	35	36	37	38	39	40
随机数目	27	07	36	—	07	51	79	—	89	73	16	—	76	62	27	—	66	56	52	—
除数	4	3	2	—	4	3	2	—	4	3	2	—	4	3	2	—	4	3	2	—
余数	3	1	0	—	3	0	1	—	1	1	0	—	0	2	1	—	2	2	0	—
组别	丙	甲	丁	乙	丙	丁	甲	乙	甲	乙	丁	丙	丁	乙	甲	丙	乙	丁	丙	甲

　　上例第三配伍组(9~12 号)中,第 9 号鼠随机数目的余数是 1,故分配在甲组。第 10 号鼠随机数目的余数为 2,因甲被用去,所剩的乙、丙、丁三组中,丙列在第二,故分配到丙组。第 11 号鼠余数为 1,因甲已被用去,丙也被用去,所剩的乙、丁两组中,乙列在第一,故把 11 号鼠分配到乙组,12 号鼠必须分配在丁组,以使该配伍组的小鼠在每个组中都分配 1 只,其余各配伍组均按此法分配。

　　这样分组的结果,每组中都可随机分配到一只体重(或其他因素)极为近似的动物,各组动物的平均体重基本相同,动物数也一样。各组分配的动物号数如表 7-10 所示。

表 7-10　最终各组分配结果

甲组	1	8	9	15	18	22	27	29	35	40
乙组	2	6	11	16	20	24	28	30	34	37
丙组	4	5	10	14	19	21	25	32	36	38
丁组	3	7	12	13	17	23	26	31	33	39

第六节　药物浓度表示法及剂量换算法

药物的质量以"克"为基本单位,容量以"毫升"为基本单位,这是衡量的公制,如表 7-11 所示。

表 7-11　药物实验中常用基本单位

单位名称	简写符号	折算
微克	μg	1/1 000 mg
毫克	mg	1/1 000 g
克	g	1 000 mg
千克(公斤)	kg	1 000 g
毫升	mL	1/1 000 L
升	L	1 000 mL

药物浓度是指一定量液体或固体制剂中所含主药的分量。常用以下几种表示法:

1. 百分浓度

是按每 100 份溶液或固体制剂所含药物的分数来表示浓度,简写为％。由于药物和溶液的量可以用体积和质量表示,因而有三种不同的表示百分浓度的方法:

(1) 质量/体积(W/V)法　即每 100 mL 溶液中含药物的克数,如 5％葡萄糖即每 100 mL 含葡萄糖 5 g。此法最常用,不加特别注明的药物百分浓度即指此法。

(2) 质量/质量(W/W)法　即每 100 g 制剂中含药物克数,适用于固体、半固体药物,如 10％氧化锌软膏 100 g 含氧化锌 10 g。

(3) 体积/体积(V/V)法　即 100 mL 溶液中含药物的体积数,适用于液体药物,如消毒用 75％乙醇,即为 100 mL 中含无水乙醇 75 mL,相当于 W/W 法的 70％乙醇。

2. 比例浓度

常用于表示稀溶液的浓度,例如,1∶5 000 高锰酸钾溶液是指 5 000 mL 溶液中包含高锰酸钾 1 g,1∶1 000 肾上腺素即 0.1％肾上腺素。

剂量换算:

(1) 动物实验所用药物的剂量一般按 mg/kg(或 g/kg)计算,应用时须从已知药液浓度换算出相当于每千克体重应注射的药液量(mL),以便于给药。

例:小白鼠体重 18 g,腹腔注射盐酸吗啡 10 mg/kg,药浓度为 0.1％,应注射多少容量(mL)?

计算方法:0.1%的溶液即每毫升含 1 mg 药物,与剂量 10 mg/kg 相当的容积为 10 mL/kg,小白鼠体重为 18 g,换算成千克为 0.018 kg,故 10×0.018＝0.18(mL)。

小白鼠常以 mg/10 g 计算,换算成容积时也以 mL/10 g 计算,较为方便,上例 18 g 重小鼠注射 0.18 mL,相当于 0.1 mL/10 g,再计算给其他小白鼠药量时很方便。如 20 g 体重小白鼠给药 0.2 mL,依此类推。

(2) 在动物实验中有时需根据药物的剂量及某种动物给药途径的药液容量配制相当的药物以便于给药。

例:给兔静注苯巴比妥钠 80 mg/kg,注射量为 1 mL/kg,应配制苯巴比妥钠的浓度是多少?

计算方法:80 mg/kg 相当于 1 mL/kg,因此 1 mL 药液应含 80 mg 药物,现算成百分浓度:1∶80＝100∶x,x＝8 000 mg＝8 g,即 100 mL 含 8 g,故应配成 8% 的苯巴比妥钠。

第八章　药理学实验具体操作

实验 1　磺胺嘧啶钠在家兔药动学参数的测定与计算

【实验目的】

1. 掌握磺胺嘧啶钠(SD-Na)在血液中浓度的测定方法。
2. 了解磺胺类药物在动物体内随时间变化的代谢规律,并掌握药代动力学参数的计算方法。

【实验原理】

磺胺嘧啶钠在酸性环境下其苯环上的氨基($—NH_2$)离子化生成铵类化合物($—NH_3^+$),与亚硝酸钠发生重氮化反应生成重氮盐($—N=N^+—$),该化合物在 525 nm 波长下比色,其吸光度与药物浓度成正比。

【实验材料】

分光光度计、离心机、注射器、移液器、棉球、试管、磅秤、计算机,20%SD-Na、0.1 mg/mL SD-Na 标准溶液、20%三氯醋酸、0.5%亚硝酸钠、0.5%麝香草酚(用 20%NaOH 配制)、1 000 U/mL 肝素(用生理盐水配制)、蒸馏水、二甲苯,家兔。

【实验方法】

1. SD-Na 标准曲线的制备及回归方程的计算

按表 8-1 加量,测定标准曲线(单位:mL):

表 8-1　药品用量

药品	0	1	2	3	4	5
0.1 mg/mL SD-Na 标准液	—	0.1	0.2	0.3	0.4	0.5
双蒸水	2	1.9	1.8	1.7	1.6	1.5
20%三氯醋酸	1	1	1	1	1	1
摇匀						
0.5%亚硝酸钠	1	1	1	1	1	1
0.5%麝香草酚	2	2	2	2	2	2
摇匀,测定吸光度值 $D(525)$						
$x=$SD-Na 含量$/\mu g$	0	10	20	30	40	50
$y=D(525)$						

将以上各组 x 和 y 值代入计算机 Microsoft Excel 中,通过直线回归,计算回归方程 $y=a+bx$。

以下为 Microsoft Excel 中标准曲线制备和回归方程的计算示例：

（1）将各组 x 和 y 值输入工作表中，并对其作散点图。

（2）给散点图添加趋势线及回归方程。

（3）Microsoft Excel 自动生成标准曲线及回归方程。

2. SD-Na 血药浓度的测定

耳缘静脉注射 1 000 U/mL 肝素 1 mL/kg，并取空白血 0.5 mL。对侧耳静脉注射 20％ SD-Na 2 mL/kg，并准确计时。分别于给药后 5 min、10 min、15 min、20 min、30 min、60 min 和 90 min 自耳缘静脉（注射肝素侧）取血 0.5 mL。将血 0.2 mL 与 20％三氯醋酸 2 mL、蒸馏水 3.8 mL 混匀后，以 2 500 r/min 的转速离心 10 min。取上清液 3.0 mL，先加 0.5％亚硝酸钠 1.0 mL，再加 0.5％麝香草酚 2.0 mL，混匀，于 525 nm 波长处测定吸光度值 $D(525)$，将吸光度值代入标准曲线方程计算 SD-Na 血药浓度（mg/mL）。

【实验结果】

表 8-2　实验数据

X-时间/min	$D(525)$	SD 含量/mg	Y-血药浓度/(mg/mL)
5			
10			
15			
20			
30			
60			
90			

1. 各样本 $D(\lambda)$ 值代入标准曲线回归方程求得值为 SD-Na 含量（mg），除以血体积 0.1 mL，即得 SD-Na 血药浓度（mg/mL）。

2. 药时曲线及药代动力学参数的计算

（1）消除速率常数：$K(\mathrm{min}^{-1}) = -2.303\,B$

（2）血浆半衰期：$t_{1/2}(\mathrm{min}) = 0.693/K$

（3）初始浓度：$C_0(\mathrm{mg/mL}) = \lg^{-1}A$

（4）表观分布容积：$V_\mathrm{d}(\mathrm{mL/kg}) = D_0/C_0$（$D_0$ 为给药剂量）

（5）消除率：$C_1[\mathrm{mL/(kg \cdot min)}] = KV = 0.693 \times V/t_{1/2}$

以上各计算过程亦可在 Microsoft Excel 中完成，以下为操作示例：

（1）以时间 $X'(\mathrm{min})$ 和 SD-Na 血浓（mg/mL）作散点图，并添加趋势线得药时曲线。

（2）以时间 $X'(\mathrm{min})$ 和 SD-Na 血浓的对数 Y' 作散点图，并添加趋势线（半对数药时曲线），计算回归方程 $Y' = A + BX'$，利用所求得 A 和 B 值，计算药动学参数。

【注意事项】

1. 准确记录采血时间。静脉不充盈而不易取血是静脉采血的缺点，可采取涂抹二甲苯的方法刺激静脉使之充盈,以缩短采血持续时间。

2. 避免高浓度的 SD-Na 沾染采血侧兔耳,影响实验结果。接触过高浓度 SD-Na 的实验者的手应清洗后再触摸兔耳取血。每取一次血后,使用过的棉球、吸头应及时更换。

【思考题】

一次静注给药后的药时曲线能反映哪些与药代动力学有关的基本概念?

实验 2　影响药物效应的因素(给药途径)

【实验目的】

1. 观察药物从不同途径引入机体可能产生不同的作用。
2. 观察不同给药途径对药物作用速度、强度的影响。

【实验原理】

1. 肌肉注射或静脉注射对中枢神经系统抑制、解痉。镁离子抑制运动神经末梢对乙酰胆碱的释放,阻断神经和肌肉间传导,使骨骼肌松弛,故能有效地预防和控制抽搐(子痫)。但是注射过量镁离子会因镁离子与钙发生拮抗作用导致乙酰胆碱与钙离子的偶联作用减弱,使心肌细胞兴奋性减弱,从而导致脑供血不足而死亡。

2. 口服难以吸收,使肠腔内渗透压升高,大量水分使肠道扩张,使肠壁感受器受到刺激,导致腹泻。

【实验材料】

1 mL 注射器 2 支、小白鼠胃管 1 支,饱和硫酸镁溶液(饱和度为 1 000 mL 水中溶解 440 g 硫酸镁),小白鼠 2 只。

【实验方法】

取体重大小相似的小白鼠两只,称好体重,按下面两种途径给药,观察并记录数据:

① 按每 10 g 体重 0.2 mL 肌肉注射饱和硫酸镁。
② 用同样剂量灌胃。

【实验结果】

将实验结果填入表 8-3

表 8-3　动物反应实验结果

鼠号	药物	剂量	给药途径	反应
1	饱和硫酸镁	0.2 mL/10 g 体重	肌注	
2			灌胃	

【注意事项】

在实验时要时刻注意动物的反应。

【思考题】

同一种药物以不同途径给药时为什么会影响药物效应?

实验 3　药物的镇痛作用

【实验目的】

1. 了解热板法的实验原理。
2. 观察阿司匹林的镇痛作用。

【实验原理】

小鼠的足底无毛,皮肤裸露,在温度(55 ± 0.5)℃的金属板上产生疼痛反应,表现为舔后足、踢后腿等现象。镇痛药可提高痛阈值,推迟小鼠疼痛出现的时间。

【实验材料】

雌性小鼠 2 只,热板仪,0.4%乙酰水杨酸溶液、生理盐水。

【实验方法】

1. 准备工作

调热板仪温度使之恒定于(55 ± 0.5)℃。

2. 小鼠的选择及正常痛阈值的测定

取小鼠数只,依次放入热板仪上,按"开始"键记录时间。自放入热板仪至出现舔后足所需的时间(s)作为该鼠的痛阈值。凡在 30 s 内不舔足或逃避者弃之不用。取筛选合格的小鼠 2 只,各鼠编号后重复测其正常痛阈值一次,将所测两次正常痛阈平均值作为该鼠给药前痛阈值。

3. 给药及给药后痛阈值测定

各组的动物注射下列药品 0.1 mL/kg,并记录给药时间:一只用 0.4%乙酰水杨酸溶液(400 mg/kg);另一只用生理盐水。

给药后 10 min、30 min 后各测小鼠痛阈值 1 次。60 s 仍无反应,应将小鼠取出,痛阈值以 60 s 计。

【实验结果】

1. 实验完毕后,收集实验数据,按下列公式计算不同时间各鼠痛阈提高百分率:

$$痛阈提高百分率(\%)=\frac{给药后平均痛阈值-给药前平均痛阈值}{给药前平均痛阈值}\times100\%$$

2. 以时间(min)为横坐标,痛阈提高百分率为纵坐标,绘制各组的时效曲线。

【注意事项】

1. 本实验应选用雌性小鼠,雄性小鼠遇热时阴囊松弛下垂,与热板接触,影响实验结果。
2. 室温应控制在(13 ± 18)℃,此温度小鼠对痛反应较稳定。
3. 正常痛阈$\geqslant$30 s 或$\leqslant$10 s 以及喜跳跃的小鼠均应弃用。
4. 测痛阈值时若 60 s 仍无反应,应立即取出小鼠,以免烫伤足趾,且痛阈值按 60 s 计。

【思考题】

阿司匹林镇痛的原理是什么?

实验 4　药物对小鼠自发活动的影响

【实验目的】

观察药物对小鼠自发活动的影响,以分析药物作用表现为兴奋作用还是抑制作用。

【实验原理】

自发活动是正常动物的生理特征。自发活动的多少往往能反映中枢兴奋或抑制作用状态。镇静催眠药均可明显减少小鼠的自发活动。小鼠自发活动减少的程度与镇静催眠药作用强度成正比。

【实验材料】

2 只小鼠,小鼠自主活动记录仪、注射器(1 mL×2)、天平,4%水合氯醛溶液。

【实验方法】

取小鼠 2 只,称重,分别进行腹腔注射。对照组一只注射生理盐水,另一只注射 4%水合氯醛溶液 10 mL/kg。给药 30 min 后将各组小鼠分别放入自主活动箱中,每隔 5 min 记录 1 次各组小鼠活动数。连续观察 20 min,比较给药组与对照组小鼠活动数。

【实验结果】

用公式计算各给药组小鼠 20 min 累计自发活动抑制率:

$$自发活动抑制率 = \frac{对照组小鼠自发活动数 - 给药组小鼠自发活动数}{对照组小鼠自发活动数} \times 100\%$$

【注意事项】

1. 小鼠应尽量选取活泼者,同性。
2. 实验前禁食禁水 24 h。
3. 实验最好在 20 ℃以上室温下进行,室温过低常影响小白鼠活动。
4. 实验最好在上午做,因为小鼠的活动通常在中午及下午减少。

【思考题】

根据实验结果试分析药物的药理作用。

实验 5　药物半数致死量(LD_{50})的测定

【实验目的】

掌握 LD_{50} 测定方法及计算过程。

【实验原理】

将一定浓度和一定体积的药物,按一定比例灌胃给予小鼠,观察 7 d,记录不同剂量小鼠的死亡情况,计算半数致死量,以确定药物急性毒性。

【实验材料】

鼠笼、烧杯、1 mL 注射器,普鲁卡因溶液(5 个剂量),小鼠等。

【实验方法】

1. 预实验

摸准实验剂量范围,找出引起 0～100％ 的估计致死量。

2. 正式实验

(1) 取小鼠 50 只,体重(20＋2)g,随机分为 5 组,10 只/组。

(2) 剂量按等比级数增减,相邻两剂量比为 1:(0.6～0.9),设 4～5 个剂量组。

(3) 按 5 个剂量组给药普鲁卡因溶液。

(4) 统计按改良寇氏法公式进行计算:

$$LD_{50} = \lg^{-1}\left[X_m - i\left(\sum P - 0.5\right)\right]$$

式中:X_m 为最大剂量组剂量对数值;i 为相邻两组剂量高剂量与低剂量之比的对数(相邻两组对数剂量的差值);P 为各组动物死亡率,用小数表示(如果死亡率为 80％ 应写成 0.80);$\sum P$ 为各组动物死亡率之总和。

$$S_{x50} = i \times \sqrt{\left(\sum P - \sum P^2\right)/(n-1)}$$

式中:S_{x50} 为 $\lg LD_{50}$ 的标准误;n 为每组动物数。

$$LD_{50} \text{ 的 } 95\% \text{ 可信限} = \lg^{-1}(X_{50} \pm 1.96 S_{x50})$$

式中:$X_{50} = \lg LD_{50}$。

$$LD_{50} \text{ 的平均可信限} = LD_{50} \pm \frac{(LD_{50} \text{ 的 } 95\% \text{ 可信限的高限} - \text{低限})}{2}$$

【实验结果】

实验结果填入表 8-4。

表 8-4　各组小鼠用药、死亡情况及有关计算

组别	动物数(n)	剂量(mg/kg)	对数剂量(X)	死亡率(P)	P^2	其他数据
1						
2						
3						
4						
5						

【注意事项】

1. 预实验要摸准药物引起 0～100％ 死亡率剂量的所在范围。

2. 正式实验时各剂量按等比级数分组,应避免最大剂量组的死亡小于 80％ 和最小剂量组的死亡率大于 20％,否则改用其他方法计算。

实验 6 呋塞米对大鼠的利尿作用

【实验目的】

学习利尿的实验方法,观察呋塞米对大鼠的利尿作用。

【实验原理】

呋塞米为高效利尿药,作用于髓袢升支粗段,抑制 Na^+-K^+-$2Cl^-$ 共同转运系统,抑制 $NaCl$ 再吸收而发挥强大的利尿作用。

预先进行水负荷的实验动物给予呋塞米会引起动物尿量的明显增多。为了减少尿液蒸发和粪便污染,采用代谢笼实验法。

【实验材料】

大鼠(体重 200 g 左右,雌雄不限),0.08%呋塞米、生理盐水,鼠秤、2 mL 注射器、6 号针头、烧杯、代谢笼若干。

【实验方法】

1. 取大鼠 1 只,称重,腹腔注射 20%苯巴比妥 1~1.2 g/kg(0.5~0.6 mL/100 g)麻醉。用温水 2 mL/100 g 灌胃作为水负荷,一般经 40~60 min 后,尿量亦可以保持稳定。

2. 将麻醉动物仰卧固定于手术台上,作颈部切口,分离颈外静脉并插管供给药用。

3. 在耻骨联合上正中切开皮肤 1.5~2 cm,分离皮下组织及肌层,暴露膀胱,找出双侧输尿管进入膀胱的位置和尿道口出水处,插入预先充满生理盐水的膀胱插管,将插管结扎固定。用止血钳夹住尿道。检查结扎处无漏水时,使膀胱恢复到无尿状态,然后将膀胱送回腹腔,用止血钳将伤口闭合。

【实验结果】

待水负荷 1 h 开始实验。先静脉注射生理盐水 0.5 mL/100 g,用刻度试管收集 20 min 内的尿液作为正常值。再静脉注射 0.08%呋塞米(0.5 mL/100 g),同样收集 20 min 内的尿液,计算给药前后尿量增加的倍数。

【注意事项】

考虑实验环境如气温及湿度等因素的影响,室温控制在 20 ℃ 左右为好。

【思考题】

根据实验结果讨论呋塞米利尿作用特点及临床有何用途。

实验 7 胰岛素引起低血糖反应及解救

【实验目的】

本实验通过注射过量的胰岛素,观察动物的低血糖反应及其静注葡萄糖的治疗效果。

【实验原理】

胰岛素降血糖机制:胰岛素可以增加糖原合成和储存,抑制糖的分解和异生。

【实验材料】

家兔(体重 2.5 kg 左右),注射器(1 mL、10 mL)、针头(5 号),胰岛素注射液(40 U/mL)、25%葡萄糖注射液。

【实验方法】

1. 禁食(不禁水)24 h 家兔 1 只,称重后观察正常活动情况,然后由耳静脉注射胰岛素 40 IU/kg,放置室温下继续观察家兔行为活动有何变化。

2. 当家兔出现站立不稳、倒下或惊厥时(在注射胰岛素后约 1 h),迅速由耳静脉注射 25%葡萄糖注射液 4 mL/kg,继续观察动物的行为活动变化。

【实验结果】

记录给药前、静注胰岛素后、静注高渗葡萄糖后家兔行为变化。

【注意事项】

实验室应保持在 20 ℃左右,家兔必须禁食 24 h 以上,否则将使低血糖反应出现的时间延迟。

【思考题】

胰岛素过量的临床表现及防治是什么?

实验 8　硫酸链霉素的毒性反应及氯化钙的对抗作用

【实验目的】

观察硫酸链霉素对兔的毒性反应及氯化钙对其毒性反应的对抗作用。

【实验原理】

链霉素引起肌无力的机制:大剂量链霉素可以阻断神经肌肉接头,阻止钙离子内流,阻止乙酰胆碱释放,从而出现四肢无力、呼吸困难,甚至呼吸停止。

【实验材料】

家兔(体重 2.5 kg 左右),1 mL 注射器、10 mL 注射器、镊子,24%硫酸链霉素溶液、5%氯化钙溶液。

【实验方法】

1. 取家兔一只,称重后,腹腔注射 24%硫酸链霉素溶液 2.5 mL/kg,于给药后 20 min 观察家兔有何反应。

2. 待硫酸链霉素中毒症状明显后,即从耳缘静脉注射 5%氯化钙(2 mL/kg),注射完毕后,观察动物因注射硫酸链霉素出现的中毒症状有何改变。

【实验结果】

表 8-5 用药前后实验记录

观察时间	呼吸情况	翻正反射	四肢肌张力
用药前			
用硫酸链霉素后			
用氯化钙后			

【注意事项】

氯化钙溶液以静脉注射对抗效果最好,注射时推注勿过快,如所用剂量不能完全对抗硫酸链霉素中毒症状,可酌情再多注射一点氯化钙溶液,但勿过量及注射速度勿过快,以免中毒。

【思考题】

简述硫酸链霉素引起肌无力的机制及抢救措施。

实验 9 抗胃动力不足药物的动物筛选模型

【实验目的】

1. 学习抗胃动力不足药物的动物筛选模型建立的方法。
2. 观察药物对胃动力不足的防治作用。

【实验原理】

胃具有收纳食物,对之进行消化、匀和、研磨形成食糜,节奏性地送入小肠的作用,它们与底部胃壁的顺应性扩张、胃体与胃窦部节律性收缩以及幽门括约肌的规律性开放闭合等有关。当食糜入肠后,在食糜的机械性以及化学性刺激下,通过体液及神经机制促使胆汁及胰液排入十二指肠,加入肠管的运动,进行消化、吸收及传输。消化系统的症状,诸如烧心、恶心、呕吐、腹痛、腹泻以及由此派生的水、电解质和酸碱平衡紊乱乃至某些营养不良,其发病原因在一定程度上都与胃肠道及/或胰胆管的运动失常有关。又由于消化道具有与外界相通、可以直接接触的特点,因而也就为消化系统的实验室和临床药理学研究提供了有利的条件。

在消化系统的症状中,胃动力不足、胃阻滞是常见的一种。而阿托品为阻断 M 胆碱受体的抗胆碱药,其能降低胃平滑肌蠕动的幅度和频率,因此常用于胃动力不足动物模型的建立。

【实验材料】

小鼠 3 只(18～22 g),小鼠灌胃器、眼科剪、眼科镊、1 mL 注射器、放大镜、电子天平、滤纸,吗丁啉、硫酸阿托品、生理盐水。

【实验方法】

取健康昆明种小鼠 3 只,分为空白对照组、模型组、吗丁啉组。

空白对照组灌胃 0.2 mL/10 g 的生理盐水,30 min 后,脱颈椎处死小鼠,打开腹腔,结扎幽门和贲门,取出胃。

模型组与吗丁啉组小鼠腹腔注射硫酸阿托品(2 mg/kg),给药 30 min 后,模型组灌胃 0.2 mL/10 g 的生理盐水,吗丁啉组灌胃 12 mg/kg 的吗丁啉。给药 30 min 后,脱颈椎处死小鼠,打开腹腔,结扎幽门和贲门,各取出的胃用滤纸擦干后称全重,然后沿胃大弯剪开胃体,洗去胃内容物后擦干。

【实验结果】

观察胃形态,称净重。以全重与净重之差为指标比较三组的胃排空能力。综合全班数据进行统计学分析。

【思考题】

从实验结果分析胃动力不足的原因及吗丁啉对胃动力不足的防治作用机制。

实验 10　实验性胃溃疡模型的建立与防治

【实验目的】

1. 学习小鼠胃溃疡模型建立的方法。
2. 观察药物对实验性胃溃疡的防治作用。

【实验原理】

消化性溃疡是由多种因素引起的一种常见病。正常情况下,机体有胃黏液、胃黏膜屏障、黏膜细胞更新以及胃、十二指肠节律性运动功能等一系列保护性机制,使胃、肠黏膜不受损伤。但过度的精神紧张、情绪激动会使神经系统和内分泌功能紊乱,饮食失调,如粗糙食物、骨刺等对黏膜的物理性损害,刺激性食物,如过酸食物、辛辣食物、酒精等,服用某些药物,如阿司匹林、消炎痛、利血平等,不规则的进食时间和细菌等,都可引起胃黏膜损伤和胃液分泌功能的失常,导致溃疡产生。酒精可刺激胃酸分泌,对胃黏膜也有直接损伤作用,短期摄入大量酒精可引起胃黏膜的损伤而产生溃疡。本实验建立酒精性胃溃疡模型,并选用药物进行治疗,从而分析溃疡产生的机制及防治作用。

【实验材料】

小鼠 3 只(18～20 g),小鼠手术台、眼科剪、眼科镊、1 mL 注射器、放大镜、雷尼替丁、1%甲醛溶液、生理盐水。

【实验方法】

取健康昆明种小鼠 3 只,标记为对照组、模型组、雷尼替丁组(0.04 g/kg)。各组每天灌胃给药一次,连续 3 天,对照组与模型组按 0.2 mL/10 g 灌胃生理盐水。实验前禁食不禁水 12 h。于末次给药 1 h 后模型组与雷尼替丁组小鼠应激,实验时,将小鼠绑缚于铁栅上,放入 20 ℃左右的水浴中,液面保持在胸骨剑突水平。24 h 后处死小鼠,取胃,结扎胃贲门和幽门并向胃腔内注入 1%甲醛溶液 2 mL,将胃浸入甲醛溶液中,30 min 后沿胃大弯剖开,冲去胃内容物,放大镜下观察胃黏膜损伤并计算胃溃疡指数。对照组不应激,末次给药后直接处死取胃观察胃黏膜损伤并计算胃溃疡指数。

【实验结果】

胃溃疡指数计算方法:溃疡点或面 1 mm 以下者计 1 分,1～2 mm 者计 2 分,>2～3 mm 者计 3 分,>3～4 mm 者计 4 分,大于 4 mm 者计 5 分,将计分相加即为该只动物的溃疡指数,并计算出溃疡抑制率:

溃疡抑制率(%)=(溶剂对照组溃疡指数-给药组溃疡指数)/溶剂对照组溃疡指数×100%

实验后,综合全班数据进行统计学分析。

【注意事项】

1. 术前饥饿是为了使大鼠排空胃内容物,应将大鼠关在架空的铁丝笼中,防其吃粪粒与铺垫物。

2. 塑料导管插入时一定要轻,不能用力过猛而戳破食道。

3. 用镊子翻动、夹取胃部时,动作要轻柔,以免器官组织受损。

4. 做手术中,为了防止大鼠清醒,可在大鼠鼻旁放少量乙醚棉球进行麻醉。

【思考题】

1. 从实验结果分析溃疡病的原因及雷尼替丁对溃疡病的防治作用机制。

2. 本实验与自然产生的溃疡病有哪些不同?还有哪些方法可诱发实验动物产生溃疡病,并且更接近于实际情况?

第五篇　药学综合实验

第九章　桔梗颗粒的制备、分析及止咳化痰作用

实验 1　桔梗颗粒的制备及质量评价

【实验目的】

1. 熟悉中药浸出制剂的浸出工艺,掌握影响浸提效果的因素及提高措施。
2. 熟悉中药浸膏(提取液)湿法制粒工艺。
3. 掌握中药颗粒剂的质量检查方法:性状、理化鉴别、薄层鉴别、含量测定。

【实验指导】

1. 含义

中药颗粒剂是指药材提取物或药材细粉与糖粉、糊精、淀粉、乳糖等辅料制成的颗粒状或块状制剂。药材的提取物为药材用水提醇沉法制成的提取液或药材的水煎液浓缩而成的稠膏,也可以提取药材的有效部位供制软材用。颗粒剂应干燥均匀,色泽一致,无吸潮、软化、结块、潮解等现象,粒度、水分、溶化性、装量差异、微生物限度检查应符合药典规定。

2. 制备工艺流程

原、辅料的处理→制颗粒→干燥→整粒→包装。

3. 制备要点

制备颗粒剂的关键是控制软材的质量,一般要求手握成团,轻压即散,此种软材压过筛网后,可制成均匀的湿粒,无长条、块状物及细粉。软材的质量要通过调节辅料的用量及合理的搅拌与过筛条件来控制。如果稠膏黏性太强,可加入适量 70%～80% 的乙醇来降低软材的黏性。挥发油应均匀喷入干燥颗粒中,混匀,并密闭一定时间。湿颗粒制成后,应及时干燥。干燥温度应逐渐上升,一般控制在 60～80 ℃。

4. 剂型改革

中药药剂学是以中医药理论为指导,运用现代科学技术,研究中药药剂的配制理论、生产技术、质量控制与合理应用的综合性应用技术科学。其研究内容与中药专业的基础及其他专业课程联系紧密,互为基础。本实验将所学中药药剂与中药方剂学、中药药理学的理论知识,以及中药制剂分析学中的理论知识与实验技能紧密衔接。运用中药专业的综合知识与技能,通过剂型改革实验,训练和提高学生运用综合专业知识分析问题和解决问题的实际工作能力。

【实验内容】

1. 桔梗颗粒剂的制备

（1）单因素以及正交实验筛选固液比、煎煮时间、煎煮次数，确定提取工艺

取桔梗 50 g，加水煎煮两次，第一次 2 h，第二次 1 h，合并煎液，滤过，滤液浓缩至适量（约 50 mL），加乙醇使含醇量为 60%，边加边搅，静置使沉淀，取上清液回收乙醇，浓缩至相对密度为 1.30～1.33(80 ℃)的清膏（约 1:4，即 1 份清膏相当于 4 份药材）。

（2）单因素实验筛选填充剂、润湿剂种类及用量

① 制粒：取适量蔗糖粉与糊精的混合物（蔗糖：糊精＝3:1）及适量 70% 的乙醇，混合均匀，加入稠膏，拌和成软材，挤压过筛（12 目～14 目），制颗粒。

② 干燥：将湿颗粒放 60～80 ℃ 的烘箱中干燥 3 h。

③ 整粒：干燥后的颗粒先过 1 号筛，再过 4 号筛，磨去大颗粒，除去小颗粒，得均匀颗粒。

④ 包装：按每袋相当于桔梗 10 g 分装于塑料袋中，密封，即得 10 cm×10 cm 小塑料袋，密封包装（成品 3 g 相当于生药 1 g）。

2. 质量检测

（1）常规检查

① 性状：本品为颗粒剂，棕褐色，味先甘而后苦，颗粒均匀，色泽一致，干燥。

② 溶化性：取成品 10 g，加热水 20 倍，搅拌 5 min，全部溶化。

③ 水分：按《中国药典》（2020 年版）水分测定法测定，含水量不超过 5.0%。

④ 粒度：取单剂量包装的颗粒剂 5 包，置于药筛内过筛，过筛时，筛保持水平状态，左右往返轻轻筛动 30 min，不能通过 1 号筛和 4 号筛的颗粒和粉末总和不超过 5%。

（2）定性鉴别

① 取本品 15 g，研细，置于索氏提取器中，加甲醇 50 mL，加热回流 2 h，放冷，过滤，滤液于水浴上蒸干，加醋酸 4 mL。倾出上清液于干燥试管中，沿管壁加入浓 H_2SO_4 1 mL，界面呈红棕色环，上层由蓝色立即变为污绿色，证明有皂苷或甾醇存在。

② 取本品 10 g，研细，热水溶解，振摇，有蜂窝状持久性泡沫，证明有皂苷存在。

（3）桔梗的薄层色谱鉴别

取本品粉末约 3.0 g（相当于生药 1 g），加盐酸 1 mL 与三氯甲烷 20 mL，加热回流 1 h，放冷，分取三氯甲烷层，滤过，蒸干，残渣加乙醇 1 mL 溶解，作为供试品溶液。另取桔梗对照药材 1 g，加盐酸 1 mL 与三氯甲烷 20 mL，加热回流 1 h，放冷，分取三氯甲烷层，滤过，蒸干，残渣加乙醇 1 mL 溶解，作为对照品溶液。照薄层色谱法（《中国药典》2020 年版附录Ⅵ）实验，吸取上述溶液各 5 μL，分别点于同一硅胶 G 薄层板上，以石油醚：乙酸乙酯：冰醋酸（25:7:0.5）为展开剂，展开，展至约 10 cm，晾干，喷以 8% 的香草醛乙醇溶液与硫酸溶液的混合液（0.5:5），在 105 ℃ 加热至斑点颜色清晰。在供试品色谱中，与对照品色谱相应的位置上，显相同颜色斑点。

（4）桔梗总皂苷的测定

① 对照品及供试品溶液的制备

对照品溶液的制备方法：精密称取在减压干燥器中干燥 24 h 的桔梗皂苷 4 mg，置于 10 mL 量瓶中，用甲醇溶解并稀释至刻度，摇匀，即得。

供试品溶液的制备方法：取本品 15 g，研细，精密称定，置于索氏提取器中，加甲醇

50 mL，冷浸 0.5 h，加热回流 2 h，放冷，过滤，滤液于水浴上浓缩至 15～20 mL，放冷，加乙醚 50 mL，振摇，放置至澄明，弃去上清液，沉淀，分次加入甲醇（20 mL、10 mL、5 mL），加热使溶解，放冷，滤过，合并滤液，滤液于水浴上浓缩至 15～20 mL，放冷，加乙醚 50 mL，振摇，同上法处理，合并甲醇液，蒸发皿中水浴挥发干，少量蒸馏水溶解，水饱和正丁醇萃取（30 mL、20 mL、10 mL），合并正丁醇液，减压残渣加甲醇溶解并定容至 10 mL 瓶，过 0.45 μm 微孔滤膜，备用。

② 吸收波长的确定

分别精密吸取适量桔梗皂苷 D 对照品溶液、桔梗总皂苷样品溶液，置于 10 mL 具塞磨口试管中，在水浴中挥发干溶剂后，精密加入 10％香草醛试液 0.5 mL 和 60％硫酸 5 mL，摇匀，60 ℃水浴加热 15 min，冰水浴中冷却 3 min，随行试剂作空白，在 200～800 nm 范围内全程扫描，其最大吸收波长为 477 nm，且空白对照无干扰，故选择 477 nm 为测定波长。

③ 标准曲线的绘制

精密吸取对照品溶液 0.2 mL、0.4 mL、0.6 mL、0.8 mL、1.0 mL，分别置于 10 mL 具塞磨口试管中，在水浴中挥发干溶剂，精密加入 10％香草醛试液 0.5 mL 和 60％硫酸 5 mL，摇匀，60 ℃水浴加热 15 min，冰水浴中冷却 3 min，随行试剂作空白，于 477 nm 处测定吸收值，以对照品质量 x（mg）为横坐标、吸收度 y 为纵坐标绘制标准曲线。

④ 精密度实验

精密吸取对照品溶液 5 份，每份 0.4 mL，依前所述方法操作，测定吸光度。

⑤ 稳定性实验

精密吸取对照品 0.4 mL 与样品溶液 0.1 mL，依前所述方法操作，测定吸光度。

⑥ 重复性实验

精密称取同一桔梗颗粒（过 80 目筛）样品 6 份，每份约 0.5 g，按照样品制备方法操作，制备 6 份供试品溶液，各取 0.1 mL，依前所述方法操作，测定吸光度 A，计算总皂苷含量。

⑦ 加样回收实验（自选）

精密吸取已知含量的供试液共 6 份，分别精密加入适量桔梗皂苷 D 对照品溶液，置于 10 mL 具塞磨口试管中，在水浴中挥发干溶剂，余项操作同前，测定吸光度 A 并计算回收率。

⑧ 含量测定

按照①项下样品制备方法操作，制备 6 份供试品溶液，各取 0.1 mL，依前所述方法操作，测定吸光度 A，计算总皂苷含量。

【实验结果】

分析并讨论实验结果，如性状、理化鉴别、薄层鉴别、含量测定等。

【思考题】

1. 影响中药浸出效果的因素及提高措施有哪些？

2. 制粒方法有哪些？

3. 含量测定方法学的验证指标及意义是什么？

实验 2　桔梗颗粒的药效评价

【实验目的】

1. 通过桔梗颗粒对小鼠的作用,了解桔梗化痰止咳的药理作用。

2. 学习小鼠氨水引咳法,观察桔梗颗粒的止咳作用。

3. 学习苯酚红从呼吸道排泌的实验方法,观察桔梗颗粒对小鼠气管段苯酚红排泌量的影响;掌握这些药物的研究方法,进一步研究其作用机制。

【实验指导】

化学刺激物可作用于呼吸道感受器,反射性地引起咳嗽。故凡能抑制咳嗽中枢或降低呼吸道感受器敏感性的药物均有止咳作用。

于小鼠腹腔注射苯酚红后,后者可以部分地从气管分泌排出。将气管段放入定量的生理盐水中,加入 $NaHCO_3$ 使其显色。用紫外分光光度计测出苯酚红的排泌量,从而得知药物的化痰作用。桔梗所含的皂苷经口服刺激咽喉黏膜和胃黏膜,反射性地增加支气管黏膜分泌,使痰液稀释而易被排出。

【实验内容】

1. 桔梗颗粒止咳药效测定

(1) 实验对象

小鼠 3 只(18～20 g)。

(2) 实验试剂与器材

500 mL 的广口瓶,强力止咳露、浓氨水、生理盐水。

(3) 实验方法

取小鼠 3 只,分为空白组、阳性药物组及桔梗颗粒组,按 20 mL/kg 灌胃给药,空白组给予同体积生理盐水,30 min 后,将小鼠放入 500 mL 的广口瓶内,放入蘸有 0.4 mL 浓氨水的棉球。观察小鼠咳嗽动作(腹肌收缩、张大嘴,有时可有咳声),记录小鼠咳嗽的潜伏期(由放入棉球开始至发生咳嗽所需的时间为潜伏期)和 3 min 内咳嗽次数。统计全班数据,分析药效。

2. 桔梗颗粒化痰药效评价

(1) 实验对象

小鼠 3 只(18～20 g)。

(2) 实验试剂与器材

分光光度计、离心机、离心管、眼科镊、眼科剪、氨溴索口服液、0.5% 苯酚红、生理盐水、1 mol/L 氢氧化钠溶液。

(3) 实验方法

取小鼠 3 只,分为空白组、阳性药物组及桔梗颗粒组,按 20 mL/kg 灌胃给药,空白组给予同体积生理盐水,给药 30 min 后,给小鼠腹腔注射 0.5% 苯酚红溶液(新配制),剂量为每只 0.5 mL,注射 1 h 后断颈处死小鼠,手术沿甲状软骨剪下一段气管,每只小鼠剪下的气管要求等长(0.5 cm),放入离心管中,加入 3 mL 生理盐水和 1 mol/L 的氢氧化钠溶液

0.2 mL,离心(转速 3 000 r/min,时间 2 min),取上清液,于紫外-可见分光光度计 546 nm 波长处测量并记录吸光度,以吸光度代表苯酚红排出量,统计全班数据,分析药效。

【实验结果】

1. 桔梗颗粒止咳实验结果

表 9-1　桔梗颗粒止咳实验结果

组别	剂量	潜伏期	3 min 内咳嗽次数
空白组	20 mL/kg(生理盐水)		
强力止咳露	20 mL(原液)/kg		
桔梗颗粒溶液	2 g(生药)/kg		

2. 桔梗颗粒化痰实验结果

表 9-2　桔梗颗粒化痰实验结果

组别	剂量	潜伏期	苯酚红排出量
空白组	20 mL/kg(生理盐水)		
氨溴索	80 mg/kg		
桔梗颗粒溶液	2 g(生药)/kg		

【思考题】

1. 止咳化痰的其他药理模型有哪些?
2. 阳性药物的选用依据是什么?

第十章　阿司匹林片的制备、分析及镇痛抗炎作用

实验 1　乙酰水杨酸片的制备及质量检查

【实验目的】

　　1. 通过片剂制备,掌握湿法制粒压片的工艺过程。

　　2. 熟悉单冲压片机的使用方法及片剂质量的检查方法。

　　3. 掌握片剂的质量检查方法及含量测定,并了解压片力对片剂硬度或崩解的影响。

　　4. 掌握两步滴定法测定阿司匹林含量的原理和方法。

　　5. 掌握剩余滴定法的一般方法和计算。

【实验指导】

　　片剂是应用最为广泛的药物剂型之一。片剂的制备方法有制颗粒压片(分为湿法制粒和干法制粒)、粉末直接压片和结晶直接压片。其中,湿法制粒压片最为常见,现将传统湿法制粒压片的生产工艺过程介绍如下:

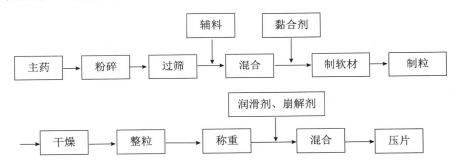

　　整个流程中各工序都直接影响片剂的质量。制备片剂的药物和辅料在使用前必须经过干燥、粉碎和过筛等处理,方可投料生产。为了保证药物和辅料的混合均匀性以及适宜的溶出速度,药物的结晶须粉碎成细粉,一般要求粉末细度在 100 目以上。向已混匀的粉料中加入适量的黏合剂或润湿剂,用手工或混合机混合均匀制软材,软材的干湿程度应适宜,除用微机自动控制外,也可凭经验掌握,即以"握之成团,轻压即散"为度。软材可通过适宜的筛网制成均匀的颗粒。过筛制得的颗粒一般要求较完整。如果颗粒中含细粉过多,说明黏合剂用量过少;若呈线条状,则说明黏合剂用量过多。这两种情况制成的颗粒烘干后,往往出现太松或太硬的现象,都不符合压片对颗粒的要求。

　　制好的湿颗粒应尽快干燥,干燥的温度由物料的性质而定,一般为 50~60 ℃,对湿热稳定者,干燥温度可适当提高。湿颗粒干燥后,需过筛整粒以便将黏结成块的颗粒散开,同时加入润滑剂和需外加法加入的崩解剂并与颗粒混匀。整粒用筛的孔径与制粒时所用筛孔相同或略小。压片前必须对干颗粒及粉末的混合物进行含量测定,然后根据颗粒所含主药的量计算片重。

$$片重 = \frac{每片应含主药量（标示量）}{干颗粒中主药百分含量测得值}$$

根据片重选择筛目与冲模直径，其间的常用关系可参考表 10-1。根据药物密度不同，可进行适当调整。

表 10-1　根据片重可选的筛目与冲膜的尺寸

片重 /mg	筛目数		冲模直径 /mm
	湿粒	干粒	
50	18	16～20	5～5.5
100	16	14～20	6～6.5
150	16	14～20	7～8
200	14	12～16	8～8.5
300	12	10～16	9～10.5
500	10	10～12	12

制成的片剂需按照《中国药典》规定的片剂的质量检查项目进行检查。检查的项目，除片剂的外观应完整、光洁、色泽均匀、硬度适当、含量准确外，必须检查质量差异和崩解时限。对有些片剂产品药典还规定检查溶出度和含量均匀度，并规定凡检查溶出度的片剂，不再检查崩解时限，凡检查含量均匀度的片剂，不再检查质量差异。

另外，在片剂的制备过程中，所施加的压片力不同，所用的润滑剂、崩解剂等的种类不同，都会对片剂的硬度或崩解时限产生影响。

【实验内容】

1. 乙酰水杨酸片的制备

（1）处方

乙酰水杨酸	30 g
淀　　粉	3 g
枸　橼　酸	0.2 g
10%淀粉浆	适量
滑　石　粉	1.5 g

（2）制备

① 10%淀粉浆的制备：将 0.2 g 枸橼酸溶于约 20 mL 蒸馏水中，再加入淀粉约 2 g 分散均匀，加热糊化，制成 10%淀粉浆。

② 制颗粒：取处方量乙酰水杨酸与淀粉混合均匀，加适量 10%淀粉浆制软材，过 16 目筛制粒，将湿颗粒于 40～60 ℃干燥，16 目筛整粒并与滑石粉混匀（5%）。以 9 mm 冲模压片。

（3）操作注意

① 乙酰水杨酸在润湿状态下遇铁器易变为淡红色。因此，应尽量避免铁器，如过筛时

宜用尼龙筛网,并迅速干燥。在干燥时温度不宜过高,以避免药物加速水解。

② 在实验室中配制淀粉浆,可用直火加热,也可以水浴加热。若用直火时,需不停搅拌,防止焦化而使片面产生黑点。浆的糊化程度以呈乳白色为宜,制粒干燥后,颗粒不易松散。

③ 加浆的温度以温浆为宜。温度太高不利药物稳定,并易使崩解剂淀粉糊化而降低崩解作用,温度太低不易分散均匀。

2. 乙酰水杨酸片的质量检查

本实验检查硬度、脆碎度、崩解时限和质量差异。

(1) 硬度检查法

采用破碎强度法,用片剂四用测定仪进行测定,方法如下:将药片径向固定在两横杆之间,其中的活动柱杆借助弹簧沿水平方向对片剂径向加压,当片剂破碎时,活动柱杆的弹簧停止加压,仪器刻度盘所指示的压力即为片的硬度。测定 3～6 片,取平均值。

(2) 脆碎度检查法

取药片,按《中国药典》2020 年版二部附录 Ⅹ G 项下检查法,置片剂四用测定仪脆碎度检查槽内检查,记录检查结果。

检查方法及规定如下:片重为 0.65 g 或以下者取若干片,使其总质量约为 6.5 g;片重大于 0.65 g 者取 10 片。用吹风机吹去脱落的粉末,精密称重,置于圆筒中,转动 100 次。取出,同法除去粉末,精密称重,减失质量不得超过 1%,且不得检出断裂、龟裂及粉碎的片。

(3) 崩解时限检查法

应用片剂四用测定仪进行测定。采用吊篮法,方法如下:取药片 6 片,分别置于吊篮的玻璃管中,每管各加一片,开动仪器使吊篮浸入(37±1.0) ℃的水中,按一定的频率(30～32 次/min)和幅度[(55±2) mm]往复运动。从片剂置于玻璃管开始计时,至片剂破碎并全部固体粒子都通过玻璃管底部的筛网(φ2 mm)为止,该时间即为该片剂的崩解时间,应符合规定崩解时限(一般压制片为 15 min)。如有 1 片不符合要求,应另取 6 片复试,均应符合规定。

(4) 质量差异检查法

取药片 20 片,精密称定总质量,求得平均片重后,再分别精密称定各片的质量。每片质量与平均片重相比较(凡无含量测定的片剂,每片质量应与标示片重比较),超出质量差异限度(见表 10-2)的药片不得多于 2 片,并不得有 1 片超出限度 1 倍。

表 10-2　质量差异限度

平均片重	质量差异限度
0.30 g 以下	±7.5%
0.30 g 或 0.30 g 以上	±5%

3. 阿司匹林片的含量测定

(1) 阿司匹林片的两步滴定法含量测定

取本品 10 片研细,用中性乙醇 70 mL 分数次研磨,并移入 100 mL 量瓶中,充分振摇,再用水适量洗涤研钵数次,洗液合并于量瓶中,再用水稀释至刻度,摇匀,滤过,精密量取滤液 10 mL（相当于阿司匹林 0.3 g），置于锥形瓶中，加中性乙醇（对酚酞指示液显中性）20 mL、酚酞指示液 3 滴，滴加氢氧化钠滴定液（0.1 mol/L）至溶液显粉红色，再精密加氢氧化钠滴定液（0.1 mol/L）40 mL，置于水浴上加热 15 min，并时时振摇，迅速放冷至室温，用硫酸滴定液（0.05 mol/L）滴定，并将滴定结果用空白实验校正。每 1 mL 的氢氧化钠滴定液（0.1 mol/L）相当于 18.02 mg 的 $C_9H_8O_4$。本品含阿司匹林应为标示量的 95.0%～105.0%。

（2）硫酸滴定液（0.05 mol/L）的标定

取在 270～300 ℃干燥至恒重的基准无水碳酸钠约 0.15 g，精密称定，加水 50 mL 使溶解，加甲基红-溴甲酚绿混合指示液 10 滴，用本液滴至溶液由绿色转变为紫红色时，煮沸 2 min，冷却至室温，继续滴定至溶液由绿色变为暗紫色。每 1 mL 的硫酸滴定液（0.05 mol/L）相当于 5.30 mg 的无水碳酸钠。根据本液的消耗量及无水碳酸钠的取用量，算出本液浓度，即得。

（3）说明

① 为消除阿司匹林的水解产物水杨酸、醋酸及稳定剂枸橼酸、酒石酸对测定的影响，《中国药典》（2020 版）采用两步滴定法测定本品的含量。

② 中性乙醇的制备方法为：取乙醇，加酚酞指示液适量，滴加氢氧化钠液至显粉红色，即得。

③ 过滤供试液，是为了滤除不溶解的附加剂，以免对测定造成影响。为了保证过滤前后供试液的浓度相等，应用干燥滤纸过滤，并弃去初滤液，取续滤液备用。

④ 标定硫酸滴定液时，由于在近终点，滴定溶液中存在碳酸根-碳酸氢根缓冲对，可使终点不敏锐，所以需加热煮沸 2 min，除去其中的 H_2CO_3，再迅速放冷至室温，继续滴定至终点。

【实验结果与讨论】

1. 外观、硬度、片重差异、崩解时限、脆碎度等。
2. 分析并讨论实验结果，总结出影响片剂崩解的因素及原理。

【思考题】

1. 制备乙酰水杨酸片时，如何避免乙酰水杨酸分解？应选何种润滑剂？
2. 片剂的崩解时限合格，是否还需测定其溶出度？
3. 试简述两步滴定法测定阿司匹林含量的基本原理。
4. 测定阿司匹林含量时为什么要做空白实验？应如何做空白实验？

实验 2　阿司匹林片的药效评价

【实验目的】

1. 观察阿司匹林的镇痛作用（热板法和扭体法）。
2. 掌握镇痛药物的实验方法。

【实验指导】

1. 热板法镇痛实验原理

小鼠的足底无毛，皮肤裸露，在保持恒温[（55±0.5）℃]的热金属板上，小鼠受热刺激足部产生疼痛反应，如躁动、跳跃、舔后足等，我们设定小鼠舔后足为疼痛反应指标，测量小鼠从放于热板上至出现舔后足的时间（一般称为痛阈值），比较给药前后痛阈值的改变，判定药物有无镇痛作用。

2. 扭体法镇痛实验原理

扭体反应是药物镇痛作用实验的一个重要指标,是指给小白鼠某些药物所引起的一种刺激腹膜的持久性疼痛且间歇发作的运动反应,表现为腹部收内凹、腹前壁紧贴笼底、臀部歪扭和后肢伸张,呈一种特殊姿势。腹膜有广泛的感觉神经分布,某些化学物质(醋酸、酒石酸锑钾等)可引起疼痛反应。本实验中采用醋酸溶液腹腔注射刺激腹膜引起疼痛,从而通过扭体反应观察阿司匹林的镇痛效果。阿司匹林可明显抑制扭体反应的发生,从而证明其具有镇痛作用。

【实验内容】

1. 阿司匹林的镇痛作用(热板法)

(1)实验对象

雌性小鼠 2 只(18～20 g)。

(2)实验试剂与器材

热板仪,40 g/L 乙酰水杨酸溶液、生理盐水。

(3)实验方法

① 准备工作

调定热板仪温度使之恒定于(55±0.5)℃。

② 小鼠的选择及正常痛阈值的测量

取小鼠数只,依次放在热板仪上,按"开始"键记录时间。自放入热板仪至出现舔后足所需的时间(s)作为该鼠的痛阈值。凡在 30 s 内不舔足或逃避者弃置不用。取筛选合格的小鼠 2 只,各鼠编号后重复测其正常痛阈值一次,将所测两次正常痛阈值的平均值作为该鼠给药前痛阈值。

③ 给药时间及给药后痛阈值测定

各组的动物灌胃下列药品,并记录给药时间。一只给予 40 g/L 乙酰水杨酸溶液(0.15 mL/10 g,即 600 mg/kg),另一只给予相应体积生理盐水。给药后 10 min、30 min、60 min 后各测小鼠痛阈值 1 次。60 s 仍无反应,应将小鼠取出,痛阈值以 60 s 计。

2. 阿司匹林的镇痛作用(扭体法)

(1)实验对象

小鼠 2 只(18～20 g)。

(2)实验试剂与器材

40 g/L 乙酰水杨酸溶液、生理盐水、6 g/L 醋酸溶液。

(3)实验方法

取小白鼠 2 只,标记,称重。观察正常活动。将 2 只小鼠分成 2 组,第 1 只灌胃乙酰水杨酸(阿司匹林)0.15 mL/10 g(即 600 mg/kg),第 2 组灌胃生理盐水 0.15 mL/10 g,记录给药时间。给药后 30 min,各组小鼠均腹腔注射 6 g/L 醋酸溶液 0.1 mL/10 g,观察给药后 5～20 min 内各鼠有无扭体反应(腹部内凹、后腿伸张及臀部高起)。如有扭体反应出现,应记录扭体次数。

【实验结果与讨论】

1. 阿司匹林的镇痛作用(热板法)

（1）数据处理

实验完毕后，收集全实验室数据按下列公式计算不同时间的各鼠痛阈提高百分率：

$$痛阈提高百分率(\%)=\frac{给药后平均痛阈值-给药前平均痛阈值}{给药前平均痛阈值}\times100\%$$

以时间（min）为横坐标，痛阈提高百分率为纵坐标，绘制各组的时效曲线。

将实验结果填入表 10-3 中。

表 10-3　阿司匹林的镇痛作用（热板法）比较

鼠号	小鼠质量/g	药物与剂量/(mg/kg)	痛反应潜伏期/s						
			给药前			给药后			
			1	2	平均	15 min	30 min	45 min	60 min
1									
2									
3									
4									

（2）注意事项

① 本实验应选用雌性小鼠，雄性小鼠遇热时阴囊松弛下垂，与热板接触影响实验结果。

② 室温应控制在（13±18）℃，此温度下小鼠对痛反应较稳定。

③ 正常痛阈值≥30 s 或≤10 s 以及喜跳跃的小鼠均应弃用。

④ 测痛阈值时若 60 s 仍无反应，应立即取出小鼠，以免烫伤足趾，且痛阈值按 60 s 计。

2. 阿司匹林的镇痛作用（扭体法）

表 10-4　阿司匹林的镇痛作用（扭体法）的实验结果

组别	剂量	有无扭体	扭体次数
空白组	0.15 mL/10 g（生理盐水）		
阿司匹林组	0.15 mL/10 g（阿司匹林）		

【思考题】

1. 吗啡和阿司匹林的镇痛作用有何区别？

2. 讨论热板法和扭体法的区别。

3. 影响实验结果的因素有哪些？

第十一章 紫草凝胶的制备、分析及抗烫伤作用

实验 1 紫草凝胶的制备及质量评价

【实验目的】

1. 熟悉中药凝胶的制备工艺。
2. 掌握影响凝胶药性的因素及提高措施。
3. 掌握中药凝胶的质量检查方法:性状、理化鉴别、薄层鉴别、含量测定。

【实验指导】

1. 含义

凝胶剂指药物与适宜的辅料制成的均一、混悬或乳剂型的乳胶稠厚液体或半固体制剂。凝胶剂有单相分散系统和双相分散系统之分,单相分散系统又分为水性凝胶剂和油性凝胶剂。凝胶制剂通常限局部用于皮肤及体腔(如鼻腔、阴道和直肠)。在中药凝胶剂的制备过程中,中药材性质、基质选择、pH 及黏度等为影响制剂成型的主要因素。

紫草是我国的常用中药材,其主要药效成分为左旋紫草素,国内现在多用紫草等中药制成"烧伤油",用于烧伤、烫伤、创伤等感染性伤口及溃疡面的疗效显著,也有被制成膏剂等剂型应用于临床。

2. 制备工艺流程

萃取有效成分→制凝胶→凝胶与有效成分混合→包装。

3. 制备要点

在制备凝胶基质时除需要考虑理化性质是否稳定,与主药是否会发生配伍变化,质地是否均匀,黏度、稠度是否易于涂布外,还要考虑对使用者/患者是否安全无刺激等问题。在众多的亲水性凝胶基质中,卡波姆是研究应用得最广泛的一种。使用该种辅料制备凝胶时,需要先将其完全溶解于水中,形成一种酸性的胶体溶液,然后再缓慢地加入三乙醇胺等碱性物质进行中和,将其搅匀后即可得到透明、均匀、细腻的凝胶。由卡波姆制备成的凝胶不仅均匀性好,释药快,更重要的是该凝胶制剂对使用者/患者的皮肤没有强烈的刺激性。

4. 剂型改革

药物制成凝胶剂型,能较长时间与作用部位紧密黏附,制法简单,使用舒适。中药凝胶剂将传统中药制剂的处方和凝胶剂制备技术相结合,使用上方便,并且易于接受。中药凝胶剂不仅可以容纳中药提取物,也可以容纳中药材极细粉,制备工艺也较为简单,是一种良好的药用剂型。市面上常见的紫草油膏富有黏性,外敷患处若渗液较多时易形成薄膜紧贴创面,去之易出血。而凝胶剂具有黏附性、渗透性好、使用舒适、易于清洗、患者易接受等优点,可弥补油剂的不足。紫草凝胶主要由紫草、冰片、甘油等组成,将油溶剂改为凝胶剂,更适宜临床使用。

【实验器材及试剂】

器材：电子恒温水浴箱、电热恒温干燥箱、生化培养箱、紫外-可见分光光度计、智能 pH 计、离心机、移液枪、冰箱。

试剂：紫草 20 g、冰片 1 g、甘油 15 g、吐温 80 0.2 g、尼泊金 0.1 g、卡波姆 940 0.7 g、95％乙醇适量、三乙醇胺。

【实验步骤】

取紫草 20 g，用乙醇 10 倍量于 60 ℃浸泡 4 h 后进行过滤，取滤液，再用 10 倍量乙醇浸泡 3 h，过滤，取滤液，合并两次滤液，浓缩并回收乙醇至稠膏状（约 20 g）。

将处方量卡波姆 940 撒于适量水中，静置 24 h 使其充分溶胀。用适量乙醇将 1 g 冰片、0.1 g 尼泊金溶解后与 15 g 甘油、0.2 g 吐温 80 一起加入制备好的卡波姆中，再加入紫草提取物，充分搅匀。加入适量的三乙醇胺调节 pH 至 6.0，再加水至 100 g 充分搅匀，包装即得。

【质量标准】

1. 性状

本品为质地细腻、紫色均匀的半固体凝胶。

2. 鉴别

供试品溶液的制备：称取样品 2 g，溶于 5 mL 乙醇中，过滤，取续滤液作为样品溶液。紫草对照品溶液的制备：取 0.5 g 紫草置于 100 mL 量瓶中，用乙醇浸泡 4 h 作为对照品溶液。阴性对照液的制备：取阴性对照样品（缺紫草）2 g，按供试品溶液的制备方法制备。按薄层色谱法：吸取供试品液、阴性对照液和对照品溶液各 5 μL，分别点于同一羧甲基纤维素钠为黏合剂的硅胶 G 薄层板上，以苯-醋酸乙酯-甲酸（5∶1∶0.1）为展开剂，展开，取出，晾干，供试品色谱中，在与对照品色谱相应的位置上，显相同颜色的紫红色斑点，阴性对照液无相同颜色的紫红色斑点。

3. pH 检查

取 3 个批号的凝胶剂各 5 g，分别置于烧杯中加纯化水各 30 mL，搅拌至完全溶解后测得 pH 在 5.5～6.0，符合外用软膏剂 pH 不大于 8.3 的要求。

4. 稳定性检查

检查凝胶剂的耐热、耐寒分层现象，以判断凝胶剂的稳定性。

（1）耐热实验　将制备好的凝胶剂置于 55 ℃水浴锅内恒温放置 2 h 后取出，恢复室温后观察凝胶有无分层现象及颜色变化。

（2）耐寒实验　将凝胶剂置于－20 ℃冰箱内恒温放置 72 h，恢复室温后观察凝胶有无分层现象及颜色变化。

（3）离心实验　将凝胶剂置于离心机中，3 000 r/min 离心 30 min 后取出，观察凝胶有无分层现象及颜色变化。

5. 其他检测

通过观察、涂抹等方法对紫草凝胶的外观、均匀性、黏稠度、延展性等进行检测。检测标准如表 11-1。

表 11-1 检测标准

检测项目	较差(1分)	一般(2分)	较好(3分)
形状	流体状	半固体状	凝胶状
均匀性	有大量颗粒,不均匀	有少量颗粒	细腻均匀
延展性	涂抹不匀	涂抹均匀,有少量涂抹不开	涂抹均匀
黏稠度	不黏	黏度较大	黏稠度适中
耐热实验	分层且变色	分层不变色,变色不分层	不分层不变色
耐寒实验	分层且变色	分层不变色,变色不分层	不分层不变色
离心实验	分层且变色	分层不变色,变色不分层	不分层不变色

6. 含量测定

(1)标准曲线绘制

精密称取左旋紫草素对照品 4.3 mg 置于 100 mL 量瓶中,用乙醇定容,分别取 1.0 mL、2.0 mL、3.0 mL、4.0 mL、5.0 mL 于 10 mL 量瓶中,用乙醇定容,用乙醇作为空白对照,于 516 nm 处检测,制得回归曲线。

(2)样品测定

精密称定本品 0.5 g,置于 20 mL 量瓶中,用乙醇搅拌溶解,并定容,摇匀,用干燥滤纸滤过,弃去初滤液。精密量取续滤液 5 mL 置于 25 mL 量瓶中,加乙醇定容,摇匀,以 95% 乙醇作为空白对照,用紫外-可见分光光度计于 516 nm 波长处测定吸光度,按回归方程计算即得。

(3)回收率实验

按样品测定的方法操作,在得到的测量样品中加入对照品量,于 516 nm 波长处测得其吸光度,用回归方程计算其含量及回收率。

(4)重复性实验

取同一批样品 3 份,按样品测定的方法操作,测每克样品含左旋紫草素的平均含量,并计算出相对标准偏差(RSD)。

【实验讨论】

1. 凝胶剂型有何优势?

2. 选用卡波姆 940 制备水溶性凝胶基质的原因是什么?

3. 提取紫草有效成分时,为什么用 95% 乙醇提取而不采用植物油?用 95% 乙醇提取的优势是什么?

实验 2 紫草凝胶的药效评价

【实验目的】

1. 掌握小鼠烧烫伤模型的制备。

2. 熟悉药效评价步骤并能进行合理科学的药效评价。

【实验原理】

日常生活中创伤感染是很常见的,伤口愈合也是外科领域中重要而迫切需要解决的问题之一。西药是目前使用频繁、疗效较好的药物之一,但这类西药大多是抗生素类,如莫匹罗星(假单胞菌酸 A)等,对机体有一定刺激性,作用单一,缺乏综合疗效,还可能产生耐药性和其他副作用。在这种情况下,随着人们对健康理念认识的深入,中药制剂越来越受到人们的关注。中药作用平稳,毒副作用较小,取材天然,在某些医疗领域有着西药无法比拟的优势。而药膏作为传统中药剂型中的一种,有较强的针对性,主要用于外治。

紫草凝胶主要由紫草、冰片、甘油等组成,是一种能够有效促进创面愈合、刺激性小、制备流程简便快捷的创伤药膏。

【实验内容】

1. 实验对象

小鼠 18 只(18~20 g)。

2. 实验试剂与器材

试剂:戊巴比妥钠、硫化钠、酒精、紫草凝胶、烧烫伤药膏。

仪器:注射器、橡胶手套、纱布、酒精灯、棉签、打孔器、电子天平。

3. 实验方法

(1) 小鼠造模

每只小鼠用 0.3% 戊巴比妥钠 (0.1 mL/10 g) 腹腔注射麻醉,背部用 6% 硫化钠脱毛,以小鼠背部光滑、皮肤无损伤为佳。

取 9 只小鼠,在背部脱毛部位放置一试管,向其内倒入 100 ℃ 沸水,其间换水以使温度保持 100 ℃,每只造成面积约 4 cm² 烫伤面。

取 9 只小鼠用同样大小 (2 cm×2 cm) 的酒精纱布紧贴在去毛的背部皮肤上,其余部分用湿纱布保护,点燃 10 s,即造成烧伤面积约 4 cm² 的烧伤模型。伤口干燥及回缩 2 h 后测量伤口面积,即为原伤口面积。

造模后小鼠分笼喂养,避免相互舔舐伤口影响实验观察,自由饮水、进食。

(2) 对烫伤小鼠的促愈合作用

小鼠造模成功后,将 9 只Ⅱ度烫伤的小鼠随机分为 3 组(紫草凝胶、空白对照、商品药膏),每只小鼠的创口每天各涂药 2 次,直至伤口完全愈合,每天观察记录创面的愈合情况、创面色泽、创面渗出物等情况。每天测量伤口面积,记录数据于表 11-2,按式(11-1)计算愈合率。

【实验结果与讨论】

实验完毕后,收集全实验室数据按下列公式计算出各组小鼠的愈合率。

$$愈合率(\%) = \frac{原始面积-第 n 天面积}{原始面积} \times 100\% \qquad (11-1)$$

以时间(min)为横坐标,愈合率为纵坐标,绘制各组的愈合时效曲线。

表 11-2　紫草凝胶的愈合作用比较

鼠号	小鼠质量/g	药物与剂量/(mg/kg)	愈合率					
			1 d	2 d	3 d	4 d	5 d	6 d
1								
2								
3								
4								
5								
6								
7								
8								
9								

【思考题】

1. 药效评价由哪些步骤构成,每一部分需要注意什么?

2. 阳性药物的选用依据是什么?

3. 在本实验中,凝胶涂抹的厚薄是否会对实验结果有影响,为什么?该如何来改进?

第十二章 木香胃内漂浮片的制备、分析及抗胃溃疡作用

实验 1 木香胃内漂浮片的制备及质量评价

【实验目的】

1. 熟悉片剂制备的基本工艺过程,掌握湿法制粒压片的一般工艺。
2. 掌握中药片剂的质量检查方法:性状、理化鉴别、薄层鉴别、含量测定。

【实验指导】

1. 含义

胃内漂浮片是由药物、一种或多种亲水凝胶滞留材料及其他辅料依据流体动力学平衡体系原理设计而成的制剂。口服后可以较长时间在胃中呈漂浮状态,不受胃排空速率的影响,以预期的速率从体系中缓缓释放,释放出的药物在胃部或缓慢经过十二指肠时,得到充分吸收或产生局部作用,从而避免降解,使生物利用度提高,发挥更好疗效。这种制剂能滞留于胃中,延长药物的释放时间,改善药物的吸收,提高药物的生物利用度。

木香为菊科云木香属植物木香的干燥根,主产于云南、四川,是治疗胃肠疾病的常用药。其主要的两种活性成分是木香烃内酯和去氢木香内酯,均属于倍半萜内酯,具有解痉、松弛平滑肌的作用,能保护胃黏膜,抑制溃疡的发生,并且均有明显的利胆等作用。现代药理研究表明,木香除具有解除平滑肌痉挛、降压、抗菌作用等,还在抗癌、免疫、抗炎等方面也具有一定的药理活性。

2. 制备工艺流程

原、辅料的处理→湿法制粒→干燥→整粒→压片。

3. 实验原理

本实验采用湿法制粒压片法制备木香胃内漂浮片,采用湿法制粒,若颗粒较细,药物的释放度会明显变快。如复方硫酸庆大霉素胃内滞留漂浮型缓释片的制备过程中以目筛制粒,其释放度比较适宜。膨胀性大的亲水胶体适于全粉末直接压片或干法制粒,因为湿法制粒时会因其巨大的膨胀性而使操作变得困难,且湿法制粒粉末间的空隙较小,不利于制剂在胃内产生水化作用。缓释、速释两种颗粒混合压片制片时压力的大小对漂浮片的外观和释放度有很大影响,应考虑既能使成型片剂有适当的硬度,又能使片内部保留有适当空隙以利于漂浮,同时片剂表面的亲水性高分子颗粒间留有一定的空隙更利于水化。一般压片时的压力以控制在临界压力为宜,即在保持片形的前提下尽量提高片剂的持浮力,以使漂浮片具有适当的释放度。

为了提高漂浮性能,可在处方中添加起泡剂,常用的起泡剂为碳酸氢钠、碳酸钙或碳酸镁,可单用,亦可按一定比例与柠檬酸、酒石酸合用。而且研究发现起泡剂的量过多会产生裂片,过少会使起漂延迟。还可以添加低密度疏水性物质如高级醇、蜡质、油类等,使漂浮片在水化膨胀之前即开始漂浮,并且由于低密度物质本身的疏水性能防止内含空气的逃逸,起到维持漂浮、持续缓慢释药的作用。另外低密度物质的存在还能够使载药量增加。

为了调节释药速率,可利用聚丙烯酸树脂等包衣材料对片剂进行包衣,一方面可控制释药的速率,另一方面也可防止因产生二氧化碳而引起的裂片现象。

【实验内容】

1. 木香胃内漂浮片的制备

(1)提取工艺考察

单因素筛选乙醇体积分数、溶媒倍量、提取时间及提取次数,确定提取工艺。

提取:取木香粗粉 100 g,加 6 倍量 90% 乙醇温浸提取,第一次 2 h,第二次 2 h,合并滤液,滤过,滤液浓缩至适量,边加边搅,静置使沉淀,取上清液回收乙醇,浓缩。

(2)单因素以及正交实验筛选凝胶骨架、起漂剂、膨胀剂、助漂剂

木香 80 g,羟丙基甲基纤维素 K15M(HPMC K15M)45.0 g,$NaHCO_3$ 45.0 g,交联聚乙烯吡咯烷酮(也称为交联聚维酮,PVPP)20.0 g,十八醇 30.0 g,微晶纤维素(MCC)135.0 g。

制粒:称取主药、HPMC K15M 等,分别过 100 目筛,无水乙醇湿法制粒。

干燥:置于 20 ℃烘箱中烘干。

整粒:过 20 目筛整粒。

压片:加入适量的硬脂酸镁混匀,压制即得。

2. 木香胃内漂浮片的质量检测

(1)常规检查

① 性状:本品为片剂,棕褐色,味微苦,色泽一致,干燥。

② 溶解性:取成品 10 g,加热水 20 倍,搅拌 5 min,全部溶化。

③ 水分:含水量越低,起浮越快。

(2)定性鉴别

取该品粉末 0.5 g,加乙醇 10 mL 水浴加热约 1 min,滤过。取滤液 1 mL 置于试管中,加浓硫酸 0.5 mL,显浓紫色。经 70% 乙醇浸软后的切片,加 15% α- 萘酚溶液与硫酸各 1 滴,即显紫色。

3. 木香的薄层色谱鉴别

取本品粉末 5 g,加乙醚 15 mL,回流 30 min,过滤,滤液蒸干,残渣加醋酸乙酯 0.5 mL 使溶解,作为供试品溶液。取木香对照药材 0.25 g,同法制成对照药材溶液。另取木香烃内酯对照品、去氢木香内酯对照品,分别加甲醇制成每 1 mL 含 0.5 mg 的溶液,作为对照品溶液。按处方、工艺要求制成缺木香的阴性对照样品,取相当于供试品的量,按供试品溶液的制备方法,制成阴性对照溶液。分别吸取供试品溶液 2 μL、对照药材溶液 1 μL、对照品溶液 2 μL、阴性对照溶液 2 μL,照薄层色谱法(《中国药典》2020 版一部附录ⅥB)实验,点于同一硅胶 G 薄层板上,以环己烷-丙酮(10∶3)为展开剂,展开,取出,晾干,喷以 5% 香草醛硫酸溶液,热风吹至斑点显色清晰。供试品色谱中,能清晰地鉴别木香且分离效果良好,在与木香对照药材色谱相应的位置上,显相同颜色的斑点;在与去氢木香内酯对照品色谱相应的位置上,显相同的蓝色斑点;在与木香烃内酯对照品色谱相应的位置上,显相同的紫色斑点;阴性对照溶液色谱中,在与木香对照药材和去氢木香内酯对照品色谱相应的位置上,未见干扰。

4. 木香烃内酯的测定

（1）对照品及供试品溶液的制备

① 对照品溶液的制备：精密称取木香烃内酯、去氢木香内酯各适量，分别制成每毫升含 0.060 6 mg、0.070 5 mg 的木香烃内酯、去氢木香内酯对照品溶液。

② 供试品溶液的制备：取本品约 1.0 g，精密称定，置于具塞锥形瓶中，精密加甲醇 50 mL，密塞，称定质量，放置过夜，超声处理 30 min，放冷，再称定质量，用甲醇补足损失的质量，摇匀，滤过，取续滤液，作为供试品溶液。

③ 阴性对照品溶液的制备：自制不含木香的阴性对照样品，按供试品溶液的制备方法，制成阴性对照溶液。

将对照品溶液、供试品溶液及阴性对照品溶液各 10 μL，分别注入液相色谱仪中测定。

（2）线性关系的考察

分别精密吸取木香烃内酯对照品溶液（0.060 6 mg/mL）、去氢木香内酯对照品溶液（0.070 5 mg/mL）各 2 μL、4 μL、6 μL、8 μL、10 μL、12 μL、16 μL、20 μL 进样，记录色谱图，以峰面积（A）对进样量（m）作线性回归。

（3）精密度实验

精密吸取供试品溶液，连续进样 6 次，测定木香烃内酯、去氢木香内酯的峰面积并求得峰面积平均值，计算其相对标准偏差（RSD）。

（4）稳定性实验

精密吸取供试品溶液，室温下分别于 0 h、2 h、4 h、6 h、8 h、12 h 测定样品峰面积，求得木香烃内酯、去氢木香内酯平均峰面积，并计算其相对标准偏差（RSD）。

（5）重复性实验

取漂浮片适量，精密称定，研细，同时称取样品 6 份，每份约 1.0 g，精密称定，按供试品溶液制备方法制备，并按上述色谱条件测定峰面积，求得木香烃内酯、去氢木香内酯平均含量，并计算其相对标准偏差（RSD）。

（6）加样回收率实验

取木香胃内漂浮片供试品（含木香烃内酯 159.4 μg/g、去氢木香内酯 105.5 μg/g）9 份各 0.5 g，精密称定，按低、中、高浓度加入对照品溶液，精密吸取木香烃内酯对照品溶液（浓度为 0.060 6 mg/mL）0.5 mL、1.0 mL、2.0 mL，去氢木香内酯对照品溶液（浓度为 0.070 5 mg/mL）0.5 mL、1.0 mL、2.0 mL，按供试品溶液处理方法进行处理，作为回收率供试品溶液。分别吸取回收率供试品溶液和木香烃内酯、去氢木香内酯对照品溶液各 10 μL，进样，记录色谱峰面积。求得木香烃内酯、去氢木香内酯平均回收率和相对标准偏差（RSD）。

（7）样品含量测定

取 3 批木香胃内漂浮片，按实验中所建立的方法测定木香烃内酯和去氢木香内酯的含量。

【实验结果】

分析并讨论实验结果：性状、理化鉴别、薄层鉴别、含量测定等。

【注意事项】

胃内漂浮片制备过程中，低密度辅料的选择对于漂浮性能会产生较大影响，以微晶纤维素作为稀释剂时，能够起到助漂、增加流性的作用，预实验过程中也曾采用乳糖、淀粉等片剂常用的填充剂,但制得的颗粒流动性及可压性较差。在对凝胶骨架考察过程中,选用了缓释制剂常用的三种规格的 HPMC(HPMC K4M、HPMC K15M、HPMC K100M)。随着相对分子质量增加,黏度逐渐增大,而 HPMC K100M 黏度过大,骨架片持漂时间增加,起漂时间减慢,释放过于缓慢。HPMC K15M 与 HPMC K4M 相比较,黏度适中,起漂时间、持漂时间、药物释放均符合缓释制剂要求,故最终选用 HPMC K15M 作为亲水凝胶骨架。对起漂剂考察过程中,分别选用等量的 Na_2CO_3、$NaHCO_3$、$CaCO_3$ 作为起泡剂,当以 $CaCO_3$ 作为起泡剂时,片剂的持漂时间仅为 6 h,可能是因为等质量的三种起泡剂中,$CaCO_3$ 的相对分子质量较大,所含 CO_3^{2-} 较少,故与人工胃液反应产生的 CO_2 较少,导致其持漂时间较短。

【思考题】

1. 湿法制粒的原理是什么?

2. 查阅文献,简要总结胃内漂浮片的不足。

3. 制备胃内漂浮片的常用辅料有哪些,其优点又是什么?

实验 2　木香胃内漂浮片的药效评价

【实验目的】

1. 通过木香胃内漂浮片对小鼠的作用,了解木香抗胃溃疡的药理作用。

2. 采用水浸拘束法和乙酸灌服法建立急性应激性胃溃疡动物模型,观察木香胃内漂浮片的抗胃溃疡作用。

3. 计算胃溃疡抑制率和愈合率,观察木香胃内漂浮片对小鼠抗胃溃疡的作用,掌握这些药物的研究方法,进一步研究其作用机制。

【实验原理】

消化性溃疡发生的机制,目前仍以攻击因子与防御因子失衡为主。攻击因子主要指胃酸、胃蛋白酶,防御因子主要包括胃黏膜血流量、碳酸氢盐和黏液的分泌、细胞膜完整性、细胞再生以及前列腺素生成、消化道激素等。

一般认为应激性溃疡是由于中枢神经系统及自主神经系统功能紊乱导致胃肠运动与分泌功能紊乱所引起的急性溃疡。目前,对于急性应激性胃溃疡动物模型的制备方法有水浸拘束法,幽门结扎法,组织胺法,烫伤应激法,阿司匹林、乙酸、盐酸等酸剂灌服法等。本实验采用水浸拘束法制造溃疡模型,水浸拘束法诱发应激性溃疡的成功率几乎达 100%,重复性好。

【实验内容】

1. 木香胃内漂浮片对小鼠急性应激性胃溃疡模型的影响

(1)实验对象

小鼠 3 只(18~20 g)

(2)实验试剂与器材

生理盐水、木香胃内漂浮片药液、雷尼替丁胶囊药液、1%甲醛溶液,水浴锅、解剖工具、体式显微镜。

（3）实验方法

取小鼠 3 只，分为生理盐水对照组、雷尼替丁组（0.04 g/kg）及木香胃内漂浮片组（4 g/kg）。各组灌胃给药（1 次/d），连续 5 d，于末次给药 1 h 后应激，实验前禁食不禁水 12 h。实验时，将小鼠绑缚于铁栅上，放入 20 ℃左右的水浴中，液面保持在胸骨剑突水平。24 h 后处死小鼠，取胃，结扎胃贲门和幽门并向胃腔内注入 1%甲醛溶液 2 mL，将胃浸入甲醛溶液中，30 min 后沿胃大弯剖开，冲去胃内容物，体式显微镜下观察胃黏膜损伤并计算胃溃指数及溃疡抑制率。

应激性胃溃疡指数计算方法：溃疡点或面 1 mm 以下者计 1 分，1～2 mm 者计 2 分，>2～3 mm 者计 3 分，>3～4 mm 者计 4 分，大于 4 mm 者计 5 分，将计分相加即为该动物的溃疡指数。

$$溃疡抑制率(\%)=\frac{溶剂对照组溃疡指数-给药组溃疡指数}{溶剂对照组溃疡指数}\times100\%$$

2. 木香胃内漂浮片对小鼠乙酸致慢性胃溃疡模型的影响

（1）实验对象

小鼠 3 只（18～20 g）。

（2）实验试剂与器材

生理盐水、木香胃内漂浮片药液、雷尼替丁胶囊药液、10%乙酸、1%甲醛溶液，解剖工具。

（3）实验方法

取小鼠 3 只，分为生理盐水对照组、雷尼替丁组（0.04 g/kg）及木香胃内漂浮片组（4 g/kg）。实验前禁食不禁水 24 h，实验时，将剑突下腹部正中切开 2.0～2.5 cm，用无齿镊子将腺胃部轻轻拉到腹外，在胃的腹外侧面，胃体与胃幽门窦交界处，将微量注射器平刺入胃浆膜下 0.4～0.5 mm 处，注射 10%乙酸 0.05 mL，形成丘疹，将胃轻轻送回，缝合腹壁肌和皮肤，用生理盐水清洗创口并消毒，常规饲养。从手术次日开始，各组灌胃给药 1 次/d，连续 10 d。第 11 天处死小鼠，开腹，取胃，同时向胃注入 1%甲醛溶液 5 mL，将全胃浸入甲醛溶液中，固定 10 min。沿胃大弯剪开，观察胃黏膜损伤，测量计算溃疡指数以及溃疡愈合百分率，评定药物对溃疡愈合的促进作用。

慢性胃溃疡指数计算方法：溃疡的最长径与最短径的均值。

$$溃疡愈合率(\%)=\frac{对照组溃疡直径均值总和-给药组溃疡直径均值总和}{对照组溃疡直径均值总和}\times100\%$$

【实验结果】

木香胃内漂浮片抗胃溃疡实验结果如下：

（1）小鼠急性应激性胃溃疡模型

表 12-1　小鼠急性应激性胃溃疡模型的实验结果

组别	剂量/（g/kg）	应激性溃疡指数	胃溃疡抑制百分率/%
空白组（生理盐水）	—	28.80±5.83	
盐酸雷尼替丁胶囊药液	0.04	13.40±5.43	
木香胃内漂浮片溶液	4	26.60±4.14	

（2）小鼠乙酸致慢性胃溃疡模型

表 12-2　小鼠乙酸致慢性胃溃疡模型的实验结果

组别	剂量/(g/kg)	慢性溃疡指数	溃疡愈合率/%
空白组（生理盐水）	—	5.49±1.23	
盐酸雷尼替丁胶囊药液	0.04	2.88±0.89	
木香胃内漂浮片溶液	4	3.79±1.00	

【思考题】

1. 除了本实验中提到的,还有哪些诱导小鼠胃黏膜损伤的方法?

2. 阳性药物的选用依据有哪些?

第十三章　头孢克肟分散片的制备、分析及抗菌作用

实验 1　头孢克肟分散片的制备及质量评价

【实验目的】

1. 掌握分散片的制备并与一般片剂的制备加以区分。

2. 掌握分散片质量检测方法：分散均匀度、溶出度、含量测定。

【实验指导】

头孢克肟是第一个口服有效的半合成第 3 代头孢菌素，由日本藤泽制药株式会社在 1997 年研发成功并应用于临床，对革兰氏阳性菌和阴性菌具有广谱抗菌作用。分散片是指遇水迅速崩解并均匀分散的片剂，《中国药典》（2020 年版）四部制剂通则中指出：取分散片，置于 100 mL 水中振摇，全部崩解并通过 2 号筛。分散片按溶出度检查应符合规定。

分散片的制备工艺与一般的片剂制备工艺相同，但由于分散片的特殊质量要求，也有其独特的特点。分散片设计的出发点是使片剂遇水后在尽可能短的时间（＜3 min）内崩解成小颗粒并形成均匀的悬浊液。根据此要求制备工艺中需要选用优质崩解剂羧甲基淀粉钠（CMS-Na）、低取代羟丙基纤维素（L-HPC）、交联聚维酮（PVPP）、交联羧甲基纤维素钠（cCMC-Na）等。采用的亲水性黏合剂大多为聚维酮（PVP）和羟丙基甲基纤维素（HPMC）的稀醇溶液，有极少数采用淀粉浆。广泛采用微粉硅胶作助流剂，表面活性剂以十二烷基硫酸钠（SDS）效果最好。溶胀辅料一般有瓜耳胶、苍耳胶、藻酸盐、葡聚糖、可压性淀粉、多糖类及羧甲基纤维素钙、HPMC、羟丙基纤维素等亲水性高分子聚合物等。

【实验内容】

1. 头孢克肟分散片的制备

（1）处方

头孢克肟、微晶纤维素、交联聚维酮、聚维酮、微粉硅胶、硬脂酸镁。

（2）黏合剂

3％聚维酮溶液、50％乙醇液。

（3）制备方法

将头孢克肟过 100 目，辅料过 80 目，将头孢克肟与辅料投入 CH 槽型混合机中，加黏合剂适量，混合约 10 min，制成软材，备用。将混合制得的软材放在摇摆式颗粒机中，用 20 目筛制粒。将颗粒置于干燥箱干燥，干燥温度为 50～55 ℃，干燥时间为 20 min。将干燥颗粒与硬脂酸镁、微粉硅胶混合 5 min，压片。

2. 头孢克肟分散片的质量检测

（1）分散均匀度

参照《中国药典》（2020 年版）二部附录要求，取本品 2 片，置于（20±1）℃的 100 mL 水中，振摇 3 min，全部崩解并通过 2 号筛。

（2）溶出度测定

取本品，以 0.05 mol/L 磷酸二氢钾缓冲液（将 6.8 g 磷酸二氢钾溶于 1 000 mL 水中，用 1 mol/L 氢氧化钠调节 pH 至 7.2）900 mL 为溶剂，转速为 75 r/min。依法操作，经 45 min，取溶液适量，滤过，精密量取续滤液适量。加 0.05 mol/L 磷酸二氢钾缓冲液（pH 7.2）制成每 1 mL 中约含 10 μg 的溶液，作为供试品溶液。另取头孢克肟对照品 10 mg，精密称定，置于 100 mL 量瓶中，加少量甲醇超声处理使溶解。用 0.05 mol/L 磷酸二氢钾缓冲液（pH 7.2）稀释至刻度，摇匀。精密量取 1 mL，置于 10 mL 量瓶中。用上述溶剂稀释至刻度，摇匀，作为对照品溶液。取上述两种溶液，在 288 nm 的波长处分别测定吸光度，计算出每片的溶出量。

（3）含量测定

色谱柱：十八烷基硅烷键合硅胶柱；柱温：25 ℃；流动相：氢氧化四丁铵（取 10% 氢氧化四丁铵溶液 25 mL，用水稀释至 1 000 mL，用 1.5 mol/L 磷酸调节 pH 为 7.0）-乙腈（340：160）；流速：1.2 mL/min；检测波长：254 nm；进样量：20 μL。

取本品 20 片，精密称定，研细，精密称定片粉适量（约相当于头孢克肟 25 mg）置于 50 mL 量瓶中，加 pH 7.0 的磷酸盐缓冲液，振摇使头孢克肟溶解，继续加至刻度，摇匀，滤过。精密量取续滤液 2 mL 置于 10 mL 量瓶中，加 pH 7.0 的磷酸盐缓冲液稀释至刻度，摇匀，作为供试品溶液。精密量取 20 μL 注入液相色谱仪，记录色谱图。另精密称取头孢克肟对照品适量，加 pH 7.0 的磷酸盐缓冲液作为对照品溶液，同法测定，按外标法以峰面积计算，即得。

【实验结果与讨论】

分析并讨论实验结果：分散均匀度、溶出度、含量测定等。

【思考题】

1. 片剂制备过程中必须具备的三大要素是什么？
2. 分散片处方设计及制备要点是什么？

实验 2　头孢克肟分散片的药效评价

【实验目的】

1. 通过头孢克肟分散片对小鼠的作用，了解头孢克肟抗菌的药理作用。
2. 学习小鼠剖检，结合剖检结果对药效进行分析。

【实验指导】

头孢克肟是一种口服的第 3 代头孢菌素类抗生素，对链球菌属（肠球菌除外）、肺炎球菌、淋球菌、卡他布兰汉球菌、大肠杆菌、克雷白杆菌属、沙雷菌属、变形杆菌属及流感杆菌等引起的感染性疾病有效。

分散片由于其崩解形成均一的混悬液，因此吸收较快、充分，可提高某些药物的生物利用度，特别适合老、幼及吞服困难患者。分散片剂型主要适用于难溶性药物和生物利用度有问题的药物，不适用于毒副作用较大、安全系数较低和易溶于水的药物。因其制备工艺简单，对生产设备无特殊要求，已成为近年来发展较为迅速的一种剂型。

本研究将头孢克肟分散片应用于小鼠体内进行抗菌实验,观察其抗菌活性。

【实验内容】

1. 实验对象

小鼠 15 只(18～20 g)。

2. 实验试剂与器材

菌种:金黄色葡萄球菌、大肠埃希菌、肺炎克雷伯菌。

试剂:头孢克肟分散片、生理盐水。

保护剂:干酵母。

3. 实验方法

(1)菌液的制备

在实验开始前一天接种一定量细菌于营养肉汤中,37 ℃保温 6 h,然后取菌液转种于营养肉汤中培养 18 h,菌原液用质量分数为 0.5%的干酵母液制成动物感染菌液。

(2)给药处理

取 15 只小鼠,称重,均分成 3 组:实验组、模型组和空白组。

实验组与模型组每只小鼠腹腔注射菌液量 0.5 mL,以感染小鼠,空白组腹腔注射等量生理盐水。感染 6 h 后,实验组小鼠分别给药 0.2 mL/只,空白组与模型组给以等量生理盐水。连续观察 7 d,记录各组小鼠死亡情况,并对死亡小鼠进行剖检。

【实验结果与讨论】

表 13-1　头孢克肟分散片抗菌药效结果

组别	小鼠数量/只	死亡小鼠数量/只	死亡小鼠剖检结果
空白组			
模型组			
实验组			

对所得结果进行讨论分析。

【思考题】

头孢菌素类药物的作用机制是什么？试述第 3 代头孢菌素的特点(抗菌谱、抗菌活性、对 β-内酰胺酶稳定性、肾毒性等)。

第十四章 巴比妥片的制备、分析及催眠作用

实验 1 巴比妥片剂的制备

【实验目的】

1. 初步掌握湿法制粒压片的过程和技术。
2. 初步学会单冲压片机的调试,能正确使用单冲压片机。
3. 会分析片剂处方的组成和各种辅料在压片过程中的作用。
4. 熟悉片剂质量检查和含量测定的方法。

【实验原理】

依据湿法制粒压片工艺要求,其制备过程为处方拟定—物料准备与处理—粉碎—过筛—混合—制湿颗粒—干燥—整粒—压片前处理—压片—质检—包装。

【仪器设备】

单冲压片机、烘箱、搪瓷盘、不锈钢筛网(40 目、80 目)、尼龙筛网(16 目、18 目、20 目)、冲头、乳钵。

【相关知识点】

压片过程的三大要素是流动性、压缩成型性和润滑性。片剂的制备工艺分为制粒压片工艺与直接压片工艺。制粒的目的主要是改善物料的流动性和压缩成型性,湿法制粒压片是应用最为广泛的方法。运用挤出湿法制粒技术,将药物制成颗粒干燥后压片。

【实验步骤】

1. 原辅料处理

取巴比妥置于乳钵中研磨,过 80 目筛备用。

2. 制湿粒

(1) 10%淀粉浆制备

称取淀粉 5 g,加入纯化水 45 g,水浴加热搅拌至糊化,冷却,备用。

(2) 软材制备

分次加入淀粉浆适量至碳酸氢钠,于乳钵中研匀使成软材。

(3) 湿颗粒制备

将软材置于 16~18 目筛上,用手掌轻压过筛使成湿颗粒。

3. 干燥

将湿颗粒置于烘箱中,60 ℃以下烘干,控制含水量。

4. 整粒

干燥后颗粒称重,经 18~20 目筛过筛整粒,用适量细粒与薄荷油拌和均匀、吸收,再与全量颗粒拌匀,加入 4%干淀粉和 0.5%硬脂酸镁,密置容器中放置后待压片。

5. 压片

将上述颗粒以 9 mm 冲模压片。

6. 质量检查

(1) 澄清度　取本品 1 g,加氢氧化钠液(1 mol/L)10 mL 溶解后,溶液应澄清。

(2) 干燥失重　取本品,在 105 ℃干燥至恒重,减失质量不得超过 1.0%。

(3) 炽灼残渣　不得超过 0.1%。

(4) 含量均匀度　取本品 1 片(15 mg 规格或 30 mg 规格),置于 100 mL 量瓶中,加乙醇-硼酸氯化钾缓冲液(取硼酸 12.37 g 与氯化钾 14.91 g,加水至 1 000 mL,振摇使溶解,量取 50 mL,加氢氧化钾试液 36.9 mL,加水稀释成 200 mL,必要时,用 1 mol/L 盐酸或氢氧化钾试液调节 pH 至 9.6)(1∶20)适量,振摇,使巴比妥溶解,加上述缓冲液稀释至刻度,摇匀,滤过,精密量取续滤液适量,加上述缓冲液稀释制成每 1 mL 中约含 10 μg 的溶液,作为供试品溶液;另取巴比妥对照品,精密称取适量,加上述缓冲液溶解并定量稀释制成每 1 mL 中约含 10 μg 的溶液,作为对照品溶液。取上述两种溶液,照分光光度法,在 240 nm 的波长处分别测定吸收度,计算含量,应符合规定。

(5) 溶出度　取本品,照溶出度测定法,以水 900 mL 为溶剂,转速为 50 r/min,依法操作,经 45 min 后,取溶液滤过,精密量取续滤液 3 mL(100 mg 规格)或 10 mL(30 mg 规格)或 20 mL(15 mg 规格),加硼酸氯化钾缓冲液(pH 9.6)定量稀释成 50 mL,摇匀;另取巴比妥对照品适量,精密称定,加上述缓冲液溶解并定量稀释制成每 1 mL 中含 5 μg 的溶液。取上述两种溶液,照分光光度法,在 240 nm 的波长处分别测定吸收度,计算出每片的溶出量。限度为标示量的 75%,应符合规定。其他应符合片剂项下有关的各项规定。

7. 含量测定

取本品约 0.2 g,精密称定,加甲醇 40 mL 使溶解,再加新制的 3% 无水碳酸钠溶液 15 mL,照电位滴定法,用硝酸银滴定液(0.1 mol/L)滴定,即得。每 1 mL 的硝酸银滴定液(0.1 mol/L)相当于 18.42 mg 的 $C_8H_{12}N_2O_3$。

【思考题】

简述湿法制粒的技术要点及影响片剂质量的因素。

实验 2　巴比妥片的药效评价

【实验目的】

1. 学习镇静催眠药物的实验方法。

2. 学习巴比妥药物镇静催眠作用的机制,观察巴比妥镇静催眠效果。

【实验原理】

巴比妥类是普遍性中枢抑制药,随着剂量的增加,在临床上相继出现镇静、催眠、抗惊厥以及麻醉的药理作用。作用机制是通过抑制丘脑和网状结构、上行激活系统的信息传入而降低大脑皮质兴奋性。巴比妥类药物对中枢神经系统的抑制作用有剂量效应关系,在一定的剂量使用范围内可以相继产生镇静、催眠、抗惊厥和麻醉等不同作用,但是大剂量使用可不同程度地抑制呼吸中枢及血管运动中枢,使中枢神经系统功能发生紊乱,导致一系列中毒症状。

自发活动是动物的生理特征,自发活动的多少往往表现为中枢兴奋或抑制作用状态。镇静催眠药等中枢抑制药均可明显减少小鼠的自发活动。本实验根据记录动物自发活动的变化来判断中枢抑制药的作用强弱。

【实验材料】

  器材：小鼠自发活动记录仪、注射器、电子秤。

  药品：0.05％巴比妥溶液、生理盐水。

  动物：小鼠 12 只（18～22 g），同一性别。

【实验方法】

  1. 12 只小鼠分别编号 1～12，取 1～6 号小鼠为甲组，7～12 号小鼠为乙组，分别称重并记录。

  2. 分别将甲组和乙组的小鼠放置到两个透明小箱子内，先适应 2 min，然后分别开始观察并记录两组小鼠的走动及其他活动情况次数，记录 10 min，作为实验前的对照。

  3. 将小鼠取出，甲组小鼠用 4 mg/kg 的巴比妥水溶液灌胃，给药容量为 0.2 mL/10 g。乙组小鼠用生理盐水灌胃，给药容量为 0.2 mL/10 g。

  4. 分别将甲组和乙组的小鼠放置到两个透明小箱子内，先适应 2 min，然后分别开始观察并记录两组小鼠的走动及其他活动情况次数，记录 10 min，得到给药后的对照值。

  5. 计算每只小鼠的自发活动抑制率。

【实验结果】

表 13-2　巴比妥对小鼠自发活动的影响

组别	动物编号	活动			站立		
		给药前	给药后	抑制率	给药前	给药后	抑制率
生理盐水							
	平均	—	—		—	—	
	SD	—	—		—	—	
巴比妥							
	平均	—	—		—	—	
	SD	—	—		—	—	

【结果处理】

1. 每只小鼠的自发活动抑制率(%) = $\dfrac{\text{给药前小鼠自发活动数} - \text{给药后小鼠自发活动数}}{\text{给药前小鼠自发活动数}} \times 100\%$

2. 计算生理盐水组和巴比妥组的自发活动抑制率,结果用平均±SD,并对两组的抑制率进行统计学比较($P \leqslant 0.05$ 则两组之间有统计学差异)。

【注意事项】

1. 实验室环境要求安静,避免声、光刺激。

2. 捉拿小鼠时动作轻柔,避免过度刺激引起小鼠活动增多而影响实验结果。

3. 小鼠禁食 6～12 h,以增加觅食活动。

【思考题】

不同的给药方式对药物作用有何影响?

参考文献

［1］尤启冬. 药物化学实验与指导［M］. 北京：中国医药科技出版社，2000

［2］宋航. 制药工程专业实验［M］. 2 版. 北京：化学工业出版社，2010.

［3］孙铁民. 药物化学实验［M］. 北京：中国医药科技出版社，2008.

［4］许军，严琳. 药物化学实验［M］. 北京：中国医药科技出版社，2014.

［5］鲁厚芳，谢川. 工科化学实验［M］. 2 版. 成都：四川大学出版社，2011.

［6］崔福德. 药剂学实验［M］. 北京：人民卫生出版社，2004

［7］孙耀华. 药剂学［M］. 北京：人民卫生出版社，2003.

［8］平其能. 药剂学实验与指导［M］. 北京：中国医药科技出版社，1994.

［9］陆彬. 药剂学实验［M］. 北京：人民卫生出版社，1994.

［10］阿有梅，汤宁. 药学实验与指导［M］. 郑州：郑州大学出版社，2006.

［11］郭力. 中药化学实验［M］. 北京：科学出版社，2008.

［12］关颖丽，王甫成，马菁菁. 中药化学实验操作技术［M］. 北京：北京科学技术出版社，2019.

［13］李嘉蓉. 天然药物化学实验［M］. 北京：中国医药科技出版社，1998.

［14］张继杰. 天然药物化学习题集［M］. 北京：人民卫生出版社，1998.

［15］彭红，吴虹. 药物分析实验［M］. 2 版. 北京：中国医药科技出版社，2018.

［16］马东来，李菁，郑玉光.《药物分析》基础设计综合实验指导. 北京：中国纺织出版社有限公司，2019.

［17］狄斌. 药物分析实验与指导：［中英文对照］［M］. 2 版. 北京：中国医药科技出版社，2010.

［18］曾南. 药理与中药药理实验［M］. 北京：科学出版社，2008.

［19］叶春玲. 药理学实验教程：双语教程［M］. 广州：暨南大学出版社，2007.

［20］H. G. 沃格尔，W. H. 沃格尔. 药理学实验指南——新药发现和药理学评价［M］. 北京：科学出版社，2001.